나는 앉아서
다이어트한다

나는 앉아서 다이어트한다

박서영 지음

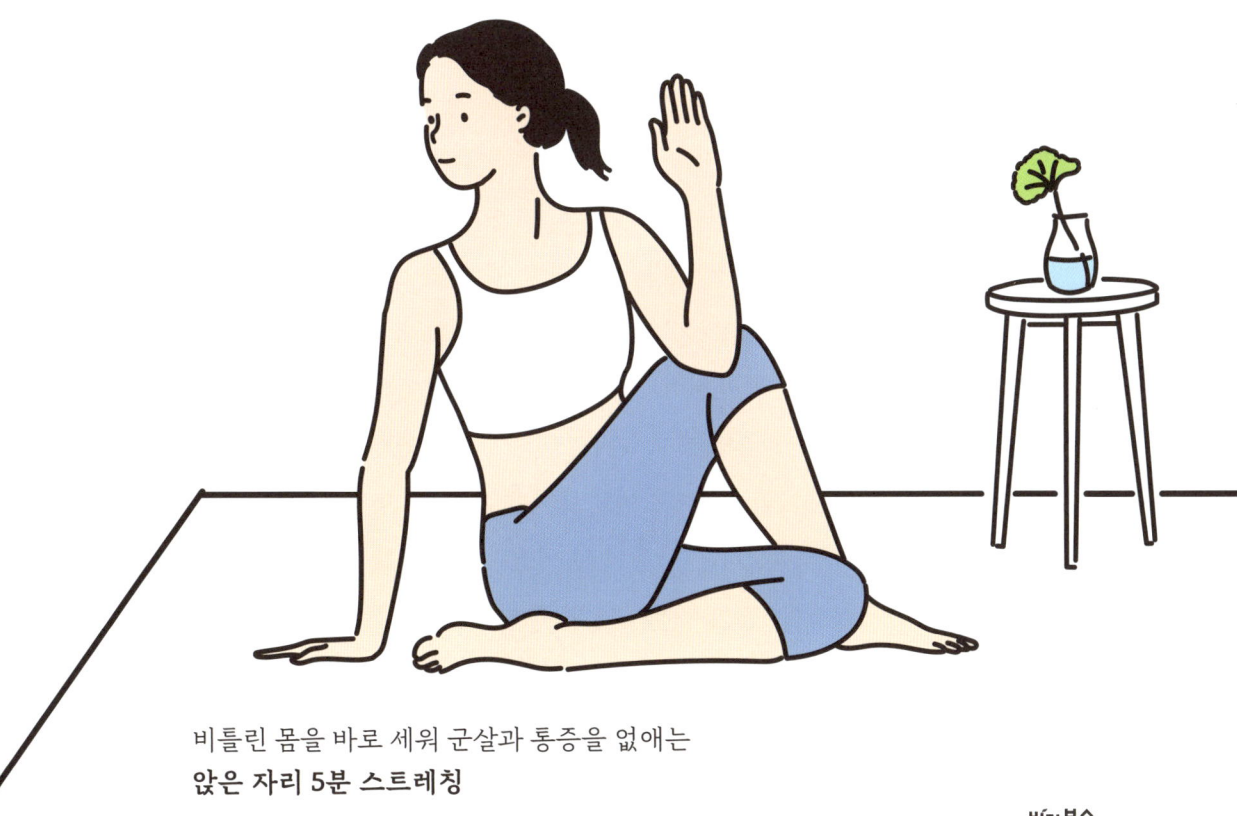

비틀린 몸을 바로 세워 군살과 통증을 없애는
앉은 자리 5분 스트레칭

비타북스

PROLOGUE

　어린 시절 척추측만증이 심해서 발레를 시작하게 되었어요. 중학교 3학년 때, 발레를 하면서 몸을 바로 세우게 되고 비대칭과 척추측만증은 해소가 되었지만 늦은 나이에 발레를 시작해 동기들을 따라가려고 무리하다 보니 몸은 만신창이가 되었지요. 몸의 정렬이 제대로 되어있지 않은 몸으로 과한 근력 운동과 스트레칭을 하면서 허리 디스크와 아킬레스건염이 만성화가 되었어요. 종아리와 허벅지도 두꺼워졌고 다리 부종은 달고 살았죠. 몸이 아프니 마음마저 가라앉게 되더라고요. 몸과 마음은 연결되어 있다는 걸 알게 되었어요.

　발레리나가 되고 싶었지만 더는 무리였죠. 발레를 그만두면서 요가와 필라테스, 발레핏 등 강사 일을 시작했어요. 제 운동에 대한 철학은 '바른 체형에서 건강한 몸이 만들어진다'는 거예요. 제가 몸을 무리하게 잘못 사용해서 통증을 갖고 살았잖아요. 그래서 같은 동작을 하더라도 바른 자세를 유지하도록 몸에 무리가 가지 않는 선에서 수업을 진행했어요. 그러자 바르게 앉는 연습만 제대로 시켰을 뿐인데 회원들의 굽은 몸이 펴지면서 빠르게 제자리를 찾아갔어요. 회원들이 "몸매가 눈에 띄게 좋아졌다", "몸이 가벼워졌다", "남들이 살 빠졌냐고 물어본다", "어깨와 허리 통증이 사라졌다" 등의 이야기를 할 때마다 행복합니다.

사실 저의 운동법은 간단해요. 우리 몸의 중요한 3key인 골반, 척추, 갈비뼈 3부위에 집중하며 바르게 앉는 연습을 하는 것이 전부죠. 꼭 헬스장에 가서 힘들게 운동하지 않아도 돼요. 집에서 시간 날 때, 사무실에 앉아서라도 따라할 수 있지요. 그래서 누구나 쉽게 따라할 수 있도록 셀프 교정법인 '한끗 다른 스트레칭'을 책으로 만들었어요. 이 운동을 하루 5분씩 진행하면 2주 후에는 더 가볍고 통증 없는 나를 만날 수 있을 거예요. 하루 5분도 쉽지 않다면 바르게 앉는 자세를 익히고 중력에 무너지는 스스로를 매번 의식하며 일으켜 세워보세요. 나이 들지 않고 살찌지 않는 몸을 갖게 될 거예요!

예전의 저처럼 몸과 마음의 고통을 느끼는 분들이 이 책을 읽으면서 건강한 삶을 찾기를 바랍니다.

바른 몸 사용법 지도자
박서영

CONTENTS

PROLOGUE 4

이 책이 필요한 7가지 유형의 사람들
사례 1 다이어트 식단을 하는데도 몸의 변화가 없어요 11
사례 2 라면을 먹고 잔 것도 아닌데 얼굴이 자꾸 부어요 12
사례 3 옷태가 안 살고 가방끈이 한쪽으로만 내려가요 13
사례 4 다리가 휘고 종아리가 무 같아서 치마를 못 입겠어요 14
사례 5 어깨, 목, 허리, 무릎… 안 아픈 곳이 없어요 15
사례 6 거북목과 솟아오른 승모근 때문에 우울해요 16
사례 7 허리 디스크로 극심한 통증이 사라지지 않아요 17

한끗 다른 프로그램
침대에서 시작하는 아침 5분 스트레칭 18
숙면을 부르는 저녁 5분 스트레칭 20
앉은 자리 틈새 5분 스트레칭 22

왜 나이 들면 아프고 살이 찌는가? 24

굽은 몸이 펴지는
한끗 다른 프로젝트

PART 1

5가지 원칙 29

PROJECT 1 모든 동작을 '앉아서' 할 수 있다
왜 앉아서 운동을 해야 하나요? **34**
바른 자세로 앉으면 모든 여성 질환이 해결된다 **36**

PROJECT 2 숨만 제대로 쉬어도 살은 빠진다
숨 쉬는 거 말고 호흡에 다른 목적이 있다고? **40**
흉식 호흡도 복식 호흡도 아니다 **41**

PROJECT 3 생각을 뒤집는 한끗 다른 용어 설명
"배에 힘을 줘요"는 틀린 말 "배에 긴장을 빼요"가 맞는 말 **46**
"등을 펴요"는 틀린 말 "가슴을 열어요"가 맞는 말 **48**
"고개를 숙여요"는 틀린 말 "뒷목을 길게 늘여요"가 맞는 말 **50**
"어깨를 내려요"는 틀린 말 "겨드랑이를 들어요"가 맞는 말 **52**
"허리를 펴요"는 틀린 말 "몸통을 들어요"가 맞는 말 **54**
"항문을 조여요"는 틀린 말 "엉덩이를 들어요"가 맞는 말 **56**

3kg 빠져 보이고 3살 어려 보이는 3key 골반, 척추, 갈비뼈 한끗 다른 스트레칭

PART 2

CHANGE 1 골반 한끗 다른 스트레칭

다리가 골반을 훔쳤다? 61

어깨뼈와 골반이 일직선이 되어야 바른 자세 62

다리가 훔쳐간 골반 찾기 64 | 애플힙 만들기 66 | 골반 속 노폐물 빼기 68

잠자는 골반 깨우기 70 | 힙업하기 72 | 굳은 골반에 기름칠하기 74

CHANGE 2 척추 한끗 다른 스트레칭

몸은 척추를 따라간다 77

등은 원래 굽었다 78

배불뚝이 놀이 80 | 허리 라인 만들기 82 | 엄마바위 아기바위 84

몸통 줄이기 86 | 옆구리 살 빼기 88 | 척추 마디마디를 깨워서 독소 빼기 90

CHANGE 3 갈비뼈 한끗 다른 스트레칭

호흡으로 몸에 마사지를 한다고? 94

11번, 12번 갈비뼈는 어디로 숨었을까? 94

셀룰라이트 제거하기 96 | 갈빗살 빼기 98 | 등살 빼기 100

클러치백 들고 승모근 없애기 102 | 굽은 등 펴기 104

얼굴이 작아 보이는 직각어깨 만들기 106

빠지지 않는 나잇살 잡는
부위별 한끗 다른 스트레칭

PART **3**

CHANGE 4 우아한 목선 찾기
휴지 한 장으로 거북목 교정하기 112 | 이중턱 없애기 114 | 짧은 목 늘이기 116

CHANGE 5 직각어깨 만들기
볼륨 어깨 만들기 120 | 여러 겹으로 접히는 겨드랑이 살 빼기 122 | 덜렁덜렁 팔뚝 살 빼기 124
날씬한 팔 만들기 126 | 말린 어깨 펴고 늘어지는 팔뚝 살 빼기 128

CHANGE 6 굽은 등 펴고 날씬한 몸통 만들기
엎드려서 쉽게 굽은 등 펴기 132 | 누워서 편히 굽은 등 펴기 134 | 부종 빼기 136
벽에 기대 굽은 등 펴기 138 | 볼륨 가슴과 일자 쇄골 만들기 140 | 허리의 튜브 살 빼기 142

CHANGE 7 일자다리 만들기
울퉁불퉁 허벅지살 정리하기 146 | 볼륨 엉덩이 만들기 148 | 종아리 알 빼기 150
무다리에서 학다리 발목 만들기 152 | 벌어진 허벅지 사이 붙이기 154 | 휜 다리 곧게 펴기 156

내 몸을 망치는 나쁜 습관을 바로잡는
슬기로운 바른생활 프로젝트

SPECIAL PAGE

뱃살과 옆구리 살이 바지 밖으로 삐져나와요 159 | 승모근이 뭉쳐 몸이 두꺼워 보여요 160
등이 굽어서 몸이 두꺼워 보여요 161 | 허리를 삐끗했어요 162 | 다리 길이가 달라요 163

이 책이 필요한
7가지 유형의 사람들

한끗 다른 스트레칭의 효과를 경험한 사람들의 사례를 소개한다. 7가지 유형의 사람들을 보며 나는 어떤 유형인지 생각해보라. 누구나 한 번쯤은 고민해봤을 사례일 것이다. 바르지 못한 자세, 무의식적인 나쁜 습관들로 이미 7가지 유형에 속해 있다면 당장 한끗 다른 스트레칭을 시작하라. 사례처럼 체중이나 체형에 변화가 찾아오는 건 물론 오랫동안 괴롭혀온 만성 피로와 통증, 여성 질환으로부터 자유로워질 것이다. 딱 2주면 3kg 빠져 보이고 3살 어려 보일 수 있다.

다이어트 식단을 하는데도
몸의 변화가 없어요

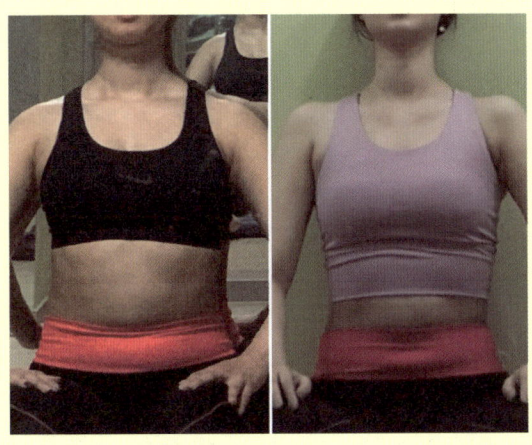

30대 여성, 회사원

사례 1

잦은 야근으로 인해 오랜 시간 앉아서 일하다 보니 다리도 무겁고 온몸에 부종이 심해서 한끗 다른 스트레칭을 시작했어요. 첫 수업 때, 앉아서 호흡 연습을 했는데 어지럽더라고요. 그러다 딱 한 달이 지나자 호흡이 편안해지면서 부기가 빠졌어요. 그동안 다이어트 식단을 하는데도 몸의 변화가 없었는데 그 이유를 알겠더라고요. 살이 찐 줄만 알았는데 몸이 부은 거였어요.

흔히 다이어트는 단순히 살에만 초점을 맞춰서 진행하는 경우가 많은데, 혈액순환과 신진대사 활성화에 초점을 맞춰 부기 관리를 해줘서 도움이 되었어요. 호흡을 통해 혈액순환이 원활해져 부종이 자연스럽게 줄고 살이 찌지 않는 체질로 개선되었죠. 수업 후에는 종아리 근육이 마사지를 받은 것처럼 말랑말랑해져서, 어느새 땡땡 부어 저렸던 통증도 사라졌어요. 쌓였던 노폐물들이 사라지면서 지긋지긋한 생리통도 나아지고요. 그리고 몸이 가벼워지니 신기하게도 마음속에 쌓였던 응어리도 깨끗이 사라지더라고요. 호흡이라는 작은 습관으로 생긴 변화에 감사하고 있어요.

라면을 먹고 잔 것도 아닌데
얼굴이 자꾸 부어요

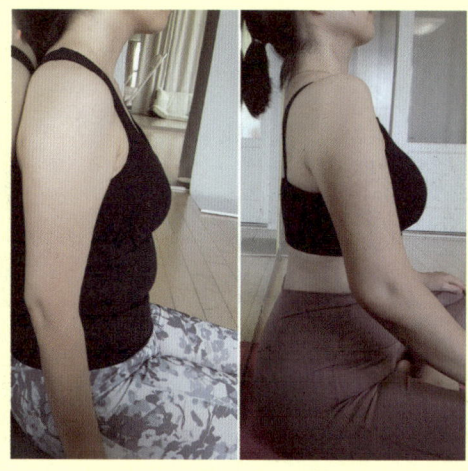

40대 여성, 교사

허리 통증으로 몇 달간 누워서 생활했어요. 그 후로 운동의 중요성을 깨닫고 필라테스를 시작했지만 별다른 효과를 보지 못했죠. 그러다 율 선생님을 만나 한끗 다른 스트레칭을 했는데 필라테스와 다르게 바로 효과가 나타났어요. 처음에는 바르게 앉고 서서 숨쉬는 것도 생각보다 어렵더라고요. 앉아서 숨만 쉬는데도 땀이 나고 근육통이 생겼어요.

한 달 후 놀라운 변화가 생겼어요. 저를 오랫동안 괴롭히던 허리와 발목, 무릎 통증이 어느 순간 사라졌어요. 그리고 어느 순간 비대칭이 심했던 몸이 균형을 되찾았어요. 친구들도 변화를 단번에 알아차리고 살이 빠졌냐고 묻더군요. 다이어트를 따로 하지도 않았는데 붓기가 빠지면서 신체 치수가 줄고 얼굴도 작아 보이는 효과가 있었어요. 그동안 라면을 먹고 잔 것도 아닌데 자꾸 부어서 얼굴이 커 보였거든요. 그게 다 골반과 척추가 비틀어졌기 때문에 혈액순환이 잘 안 돼서라는 걸 알았죠. 제 얼굴형이 원래는 갸름했다는 걸 오랫동안 잊고 살았어요. 한끗 다른 스트레칭을 통해 앉아서 숨쉬기만 했는데 얼굴이 작아지고 바지가 커지는 기적을 모두 경험하길 바랍니다.

옷태가 안 살고
가방끈이 한쪽으로만 내려가요

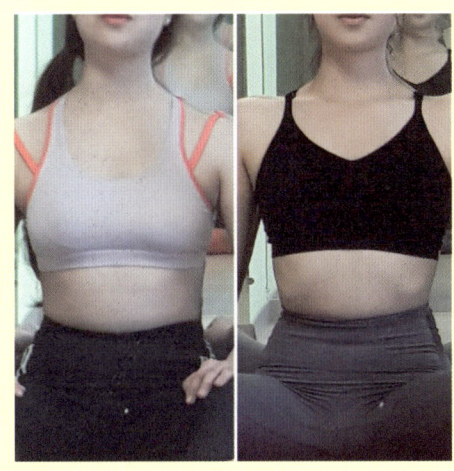

20대 여성, 대학생

사례 3

늘 뻣뻣한 몸으로 고생했고, 특히 척추의 통증이 심해 일상생활도 힘들었어요. 몸에 비대칭이 심해서 어깨 높낮이도 차이가 크게 났어요. 그래서 가방끈이 늘 한쪽으로만 내려가고 한쪽 날개뼈만 의자에 닿았어요. 대학병원에 재활치료를 받으러 찾아갔지만 그때뿐이었지요. 자세를 바로잡기 위해 여러 운동을 해봤지만 별다른 효과를 보지 못했어요. 이렇다 할 치료법이 없어 답답하기만 했죠.

그러다 친구 추천으로 인스타를 통해 율 선생님을 알게 되었는데, 운동 동작 몇 개를 따라하자마자 바로 호흡이 편안해지는 것이 느껴졌어요. 게다가 고질적이었던 척추의 통증도 빠르게 사라졌어요. 그동안 몸이 아팠던 게 단지 체력이 약해서라고 생각했는데 척추 때문이라는 걸 알게 되었어요. 바른 자세를 유지하다 보니 가방끈이 내려가지 않고 두 개의 날개뼈도 균등하게 의자에 닿아요. 앞으로도 한끗 다른 스트레칭을 통해 평생 뒤틀려있던 내 몸에 올바른 자세라는 또 다른 선물을 주고 싶어요.

다리가 휘고 종아리가 무 같아서
치마를 못 입겠어요

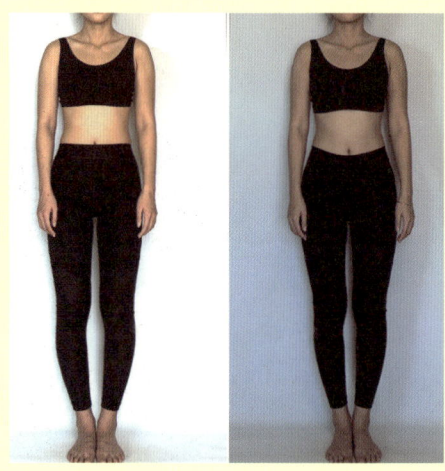

20대 여성, 승무원

사례 4

오다리와 허리 통증으로 고생하다가 율 선생님을 만나게 되었어요. 아무 기구도 없이 매트 위에 앉아서만 운동을 했는데 짧은 호흡과 앉는 자세까지 개선할 수 있었어요. 무엇보다 자세를 교정하니 다리 모양이 변하기 시작했어요. 가장 만족스러운 변화는 제 의지로 무릎을 붙일 수 있는 것과 허리 통증으로 병원을 찾는 일이 없어졌다는 겁니다. 수술 없이 오다리 탈출은 불가능하다고 생각했는데 한끗 다른 스트레칭을 완전히 이해하게 된 이후로 혼자서도 운동하고 바른 자세로 호흡하며 생활하고 있어요. 앞으로는 책을 보면서 그 방법 그대로 잊지 않고 꾸준히 한끗 다른 스트레칭을 실천할 생각이에요.

어깨, 목, 허리, 무릎…
안 아픈 곳이 없어요

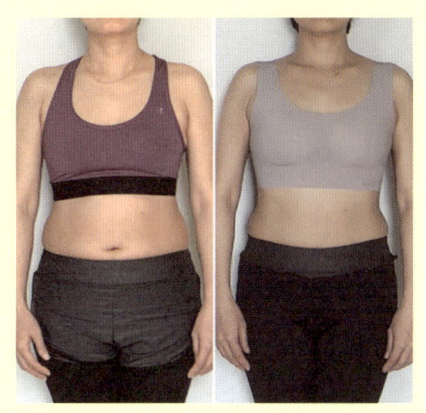
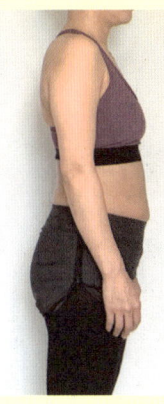
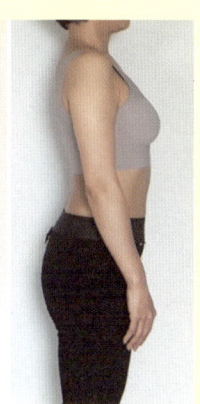

50대 여성, 상담심리사

친구 손에 이끌려서 필라테스를 배우러 갔는데 대뜸 앉아서 숨쉬기 운동을 시키더라고요. 그런데 앉아서 숨쉬기만 했는데 신기하게도 코어가 생겼어요. 그동안 배에 힘을 주면 코어가 생기는 줄 알고 배에 힘만 잔뜩 줬는데 그게 아니었어요. 그리고 평소 자세를 바로 하려고 허리를 꺾었는데 잘못된 자세라는 걸 알게 되었어요. 관절이 아팠던 이유가 무릎에 온 체중을 싣고 걸어서라는 것도 깨달았습니다.

운동을 시작한 지 3개월이 지나자 만성적인 어깨와 목, 허리, 무릎 통증이 거짓말처럼 사라졌어요. 이제는 통증이 생기는 느낌이 들면 바로 앉아서 숨쉬는 운동부터 해요. 운동을 하고 나면 뭉친 몸이 개운해지거든요. 이 운동을 한마디로 말하자면 우리 몸의 뼈와 근육을 제자리로 찾아주는 운동이에요. 저는 한끗 다른 스트레칭을 평생 할 겁니다.

거북목과 솟아오른 승모근 때문에
우울해요

사례 6

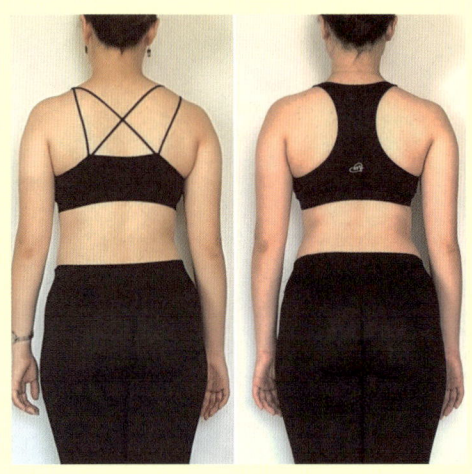

20대 여성, 대학생

입시를 마치고 대학에 입학했지만 망가질 대로 망가진 몸을 보며 많이 우울했어요. 거북목으로 두통이 심했고 외관상으로 승모근도 많이 솟아 있어 스트레스를 받았어요. 도수치료와 필라테스도 해봤지만 근본적인 개선에 도움이 되지 않았죠.

처음에는 율 선생님과 수업을 하면서 땀을 흘리는 고강도 운동을 하는 것도 아니고 호흡법에 온전히 집중하는 게 의아했어요. '과연 이게 될까?' 싶은 의심이 컸지만 정말 신기하게도 거북목이 개선되면서 둥근 어깨에서 쇄골이 곧게 뻗은 일자 어깨로 모양이 변하더라고요. 몸을 억지로 자극하지 않고 어떻게 몸을 써야 하는지도 확실히 배울 수 있었어요.

효과를 느낀 이후 더 건강한 몸을 만들고 싶어서 수업과 홈트를 병행하기 시작했고 10kg 가까이 체중 감량에 성공했어요. 하지만 단순한 체중 감량보다는 어떻게 몸을 바로 잡고 운동해야 하는지를 알 수 있었던 것이 가장 중요하다고 생각해요. 한끗 다른 스트레칭으로 건강한 20대를 시작하게 되었죠!

허리 디스크로
극심한 통증이 사라지 않아요

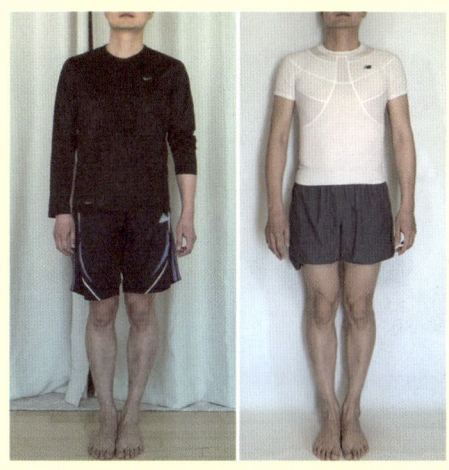

40대 남성, 회사원

사례 7

    율 선생님을 만나기 전, 허리 디스크로 극심한 고통을 겪었어요. 한의원에서 침을 맞고 일주일이 지나면 다시 허리 통증이 찾아왔어요. 6개월 동안 치료를 받으면서 몸은 지쳐갔고 마지막이라고 생각하며 한끗 다른 스트레칭을 시작하게 되었습니다.

    첫 달에는 값비싼 마사지를 받은 것보다 몸이 개운해져서 신이 나서 운동을 했어요. 나중에는 뼈의 원래 위치에서 정해진 행동만 하면 몸이 어긋나지 않는다는 운동 원리도 이해하게 되었죠. 단순한 원리이지만 사실 실천하기는 쉽지 않았어요. 피곤한 상태에서는 나도 모르게 잘못된 자세로 몸을 쓰게 되더라고요. 그렇지만 이제는 건강한 몸이 얼마나 나를 긍정적으로 만드는지 알게 되었어요. 계속 변해가는 나 자신의 모습이 궁금해서 이제는 한끗 다른 스트레칭을 멈출 수가 없습니다. 바른 자세와 바른 몸에 대한 중독이 행복의 원동력이 되어버렸으니까요. 한끗 다른 스트레칭은 직접 몸으로 체험하고 느껴야 알 수 있어요. 쉽진 않아요. 그러나 직접 느끼고 나면 새로운 세계가 기다리고 있을 겁니다.

침대에서 시작하는 아침 5분 스트레칭

아직 잠에서 덜 깬 당신을 기분 좋게 깨워줄 동작을 모았다. 목부터 가슴, 허리, 등을 스트레칭해 몸의 부기를 빼고 잠들어 있던 골반과 척추 갈비뼈를 깨워 상쾌한 하루를 시작해보자. 침대에서 할 수 있는 5분 스트레칭으로 우선은 2주를 목표로 시작해보길 바란다.

1

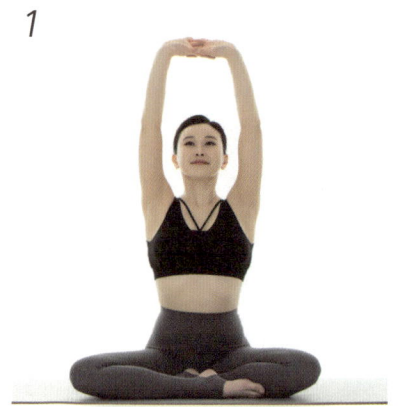

몸통 줄이기(p.86 참고)

2

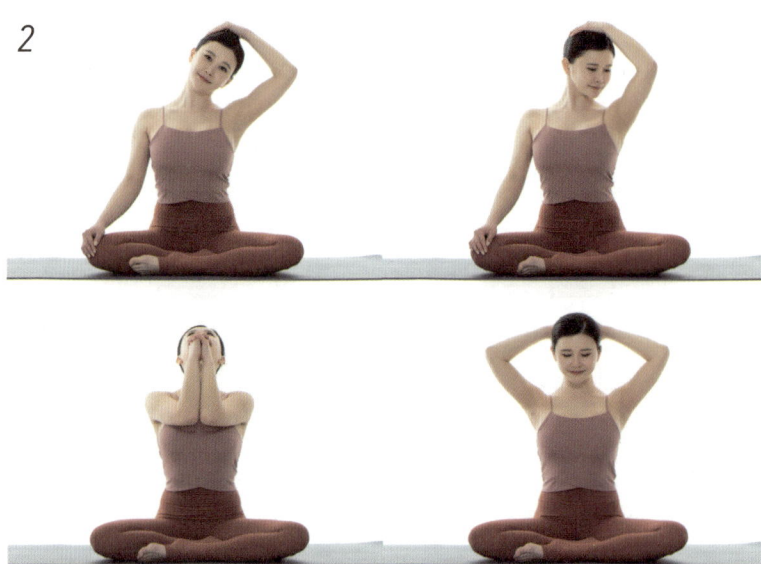

이중턱 없애기(p.114 참고)

3

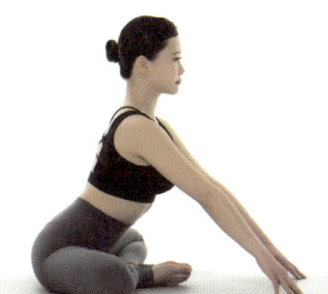

애플힙 만들기(p.66 참고)

4

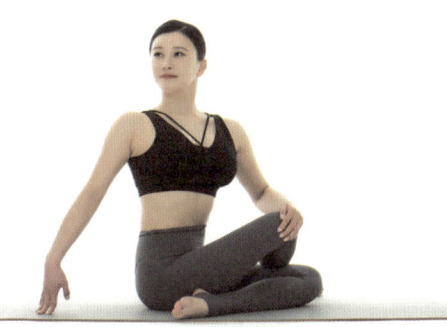

척추 마디마디를 깨워서 독소 빼기(p.90 참고)

5

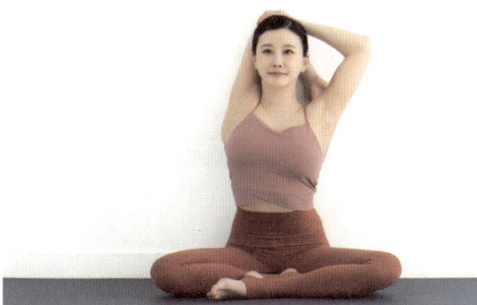

여러 겹으로 접히는 겨드랑이 살 빼기(p.122 참고)

6

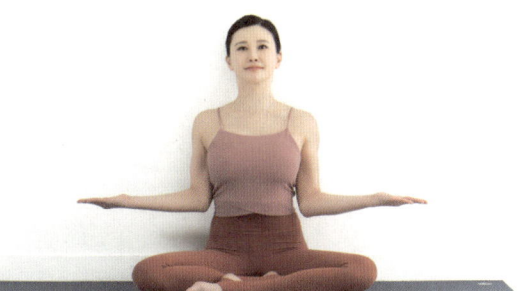

덜렁덜렁 팔뚝 살 빼기(p.124 참고)

7

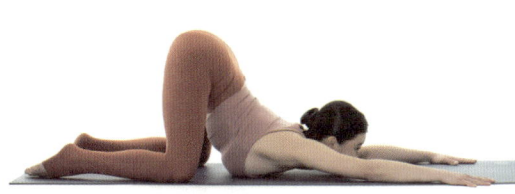

엎드려서 쉽게 굽은 등 펴기(p.132 참고)

8

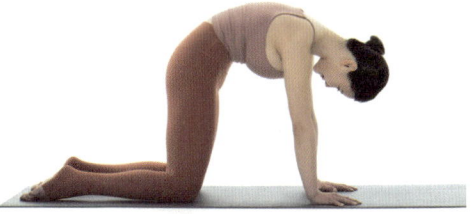

부종 빼기(p.136 참고)

숙면을 부르는 저녁 5분 스트레칭

온종일 활동한 몸은 피로와 긴장으로 딱딱하게 굳어져 있다. 따라서 굳은 몸을 풀어주지 않으면 피로가 지속된다. 오래 걷고 앉아 있느라 퉁퉁 부은 다리의 부종을 제거하고 말린 어깨와 거북목, 승모근의 피로를 덜어주는 동작을 담았다. 단 5분으로 몸이 편안해져 깊은 숙면에 들 것이다.

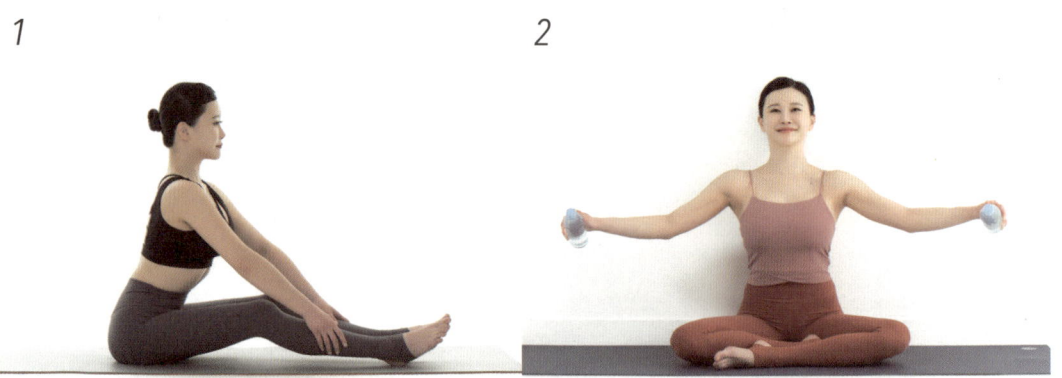

1 다리가 훔쳐간 골반 찾기 (p.64 참고)

2 볼륨 어깨 만들기 (p.120 참고)

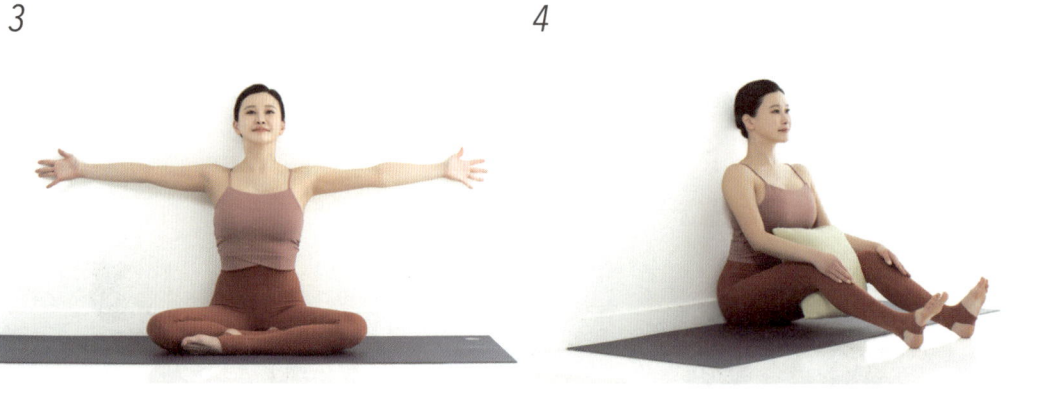

3 말린 어깨 펴고 늘어지는 팔뚝 살 빼기 (p.128 참고)

4 종아리 알 빼기 (p.150 참고)

5

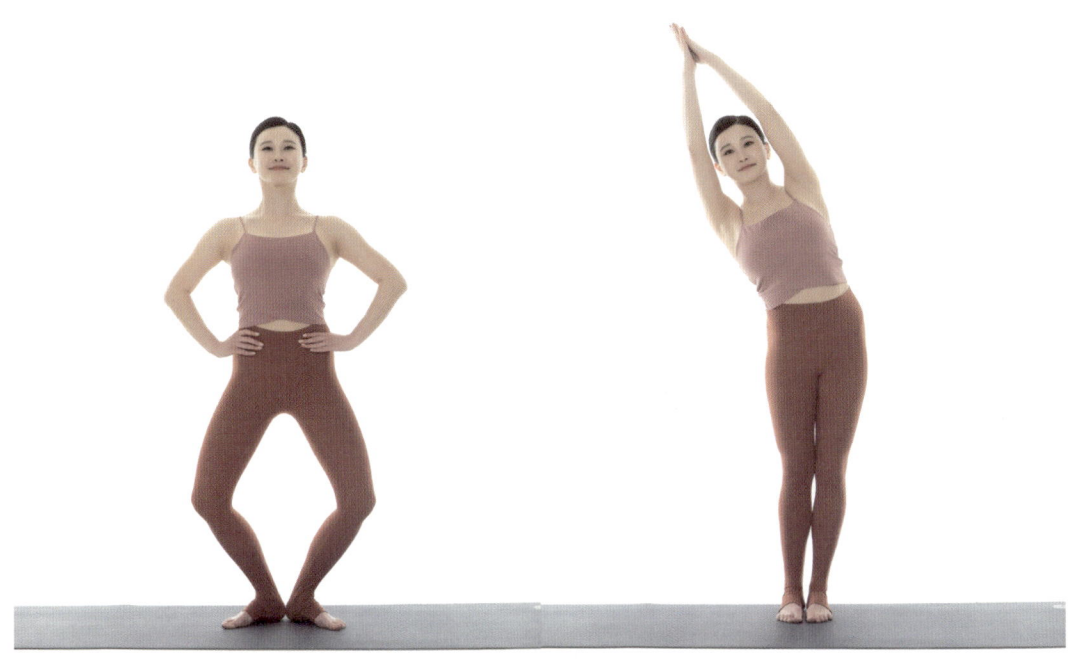

벌어진 허벅지 사이 붙이기 (p.154 참고)

6

허리의 튜브 살 빼기 (p.142 참고)

7

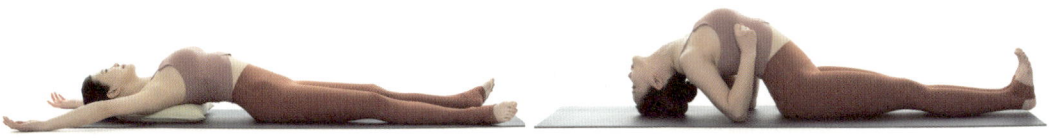

짧은 목 늘이기 (p.116 참고)

8

누워서 편히 굽은 등 펴기 (p.134 참고)

앉은 자리 틈새 5분 스트레칭

바쁜 일상으로 몸은 지치고 고단한데 운동할 시간이 없냐고? 시간에 쫓기는 사람들을 위한 하루 5분 앉아서 숨 쉬는 운동을 준비했다. 남몰래 앉은 자리에서 지방을 태우고, 라인을 다듬고, 불편함을 해소하는 것이다. 골반, 척추, 갈비뼈 이 비밀의 3key를 활용한 운동으로 하루 5분 2주면 충분하다.

1

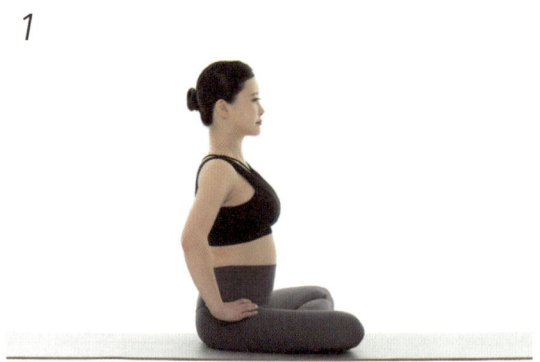

배불뚝이 놀이(p.80 참고)

2

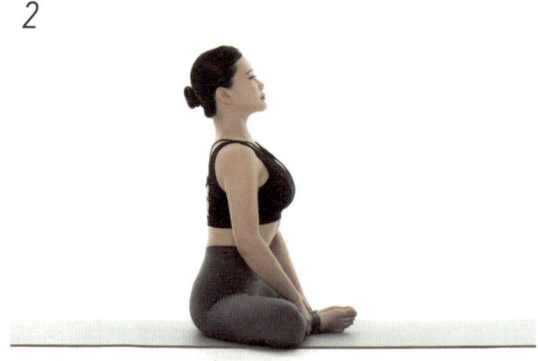

잠자는 골반 깨우기(p.70 참고)

3

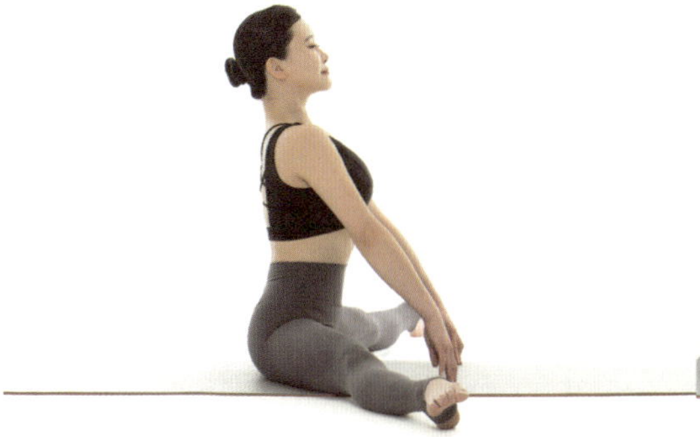

힙 업 하기(p.72 참고)

4

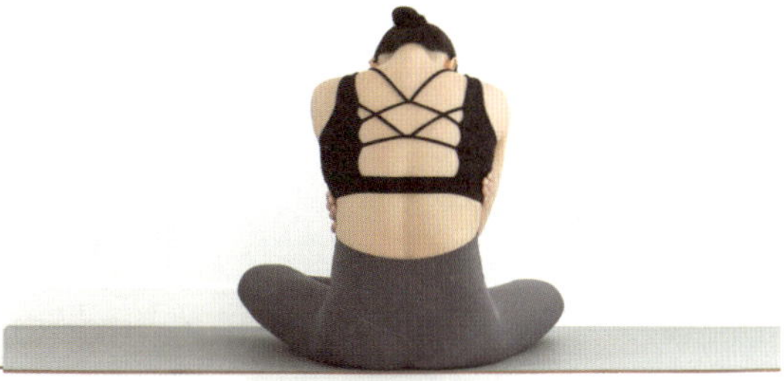

등살 빼기(p.100 참고)

5

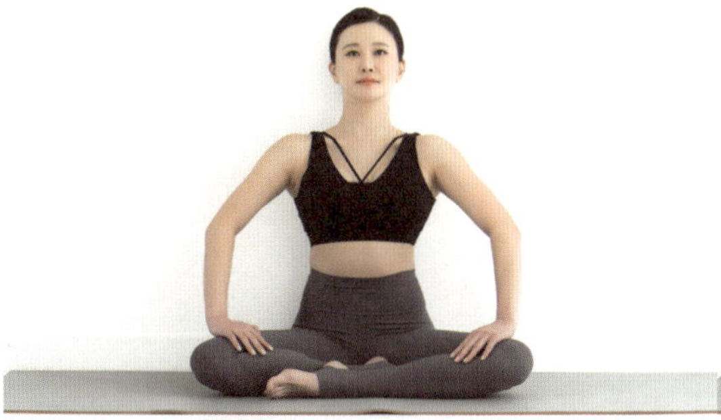

클러치백 들고 승모근 없애기(p.102 참고)

6

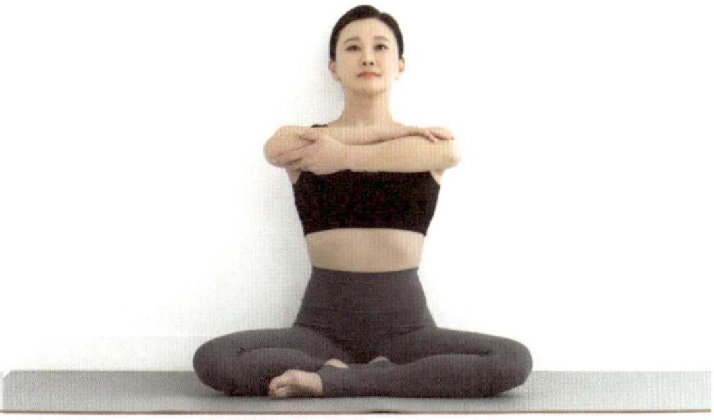

굽은 등 펴기(p.104 참고)

7

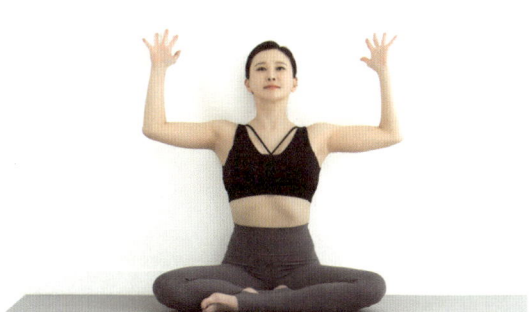

얼굴이 작아 보이는 직각어깨 만들기(p.106 참고)

왜 나이 들면
아프고 살이 찌는가?

인간의 몸은 나이 들수록 줄어든다. 한없이 작아지는 부모님의 뒷모습을 떠올리면 알 수 있다. 그런 부모님도 젊었을 때는 건강하고 유연했을 것이다. 가슴과 엉덩이도 처지지 않고 손과 발의 저림이나 어깨 결림은 남의 일이었을 것이다. 하지만 나이를 먹을수록 체중은 점점 늘고 체형이 변하기 시작한다.

"나도 네 나이 때는 날씬했어."

"서른이 되면서 살이 잘 안 빠져."

"몸무게는 그대로인데 체형이 변했어."

몇십 년 동안 중력으로 인해 몸이 굽어 생긴 결과물인 것이다. 잘못된 자세로 인해 근육이 수축되어서 몸이 굽게 되는데, 이 상태에서 몸은 더 굽지 않으려고 스스로 딱딱하게 경직된 상태를 유지한다. 신체 중 특히 아프다고 느껴지는 부분이 있을 것이다. 그 부위를 손으로 눌러보면 딱딱한 걸 느낄 수 있는데, 근육이 계속 경직된 상태로 지속되다가 결국 어깨 결림, 어깨 통증, 손발 저림 증상으로 나타난 것이다. 몸이 말랑말랑하면 아프지 않다. 아기들이 유연하고 건강한 것도 이 때문이다.

몸이 굽는 건 신체의 각 부위가 '원래의 위치'에서 벗어났다는 뜻이기도 하다. 신체의 각 부위는 서로 연결되어 있어서 한 군데가 굽으면 거기에 따라오듯 다른 부위도 굽는다. 거북목이 되면 새우등이 되고 덩달아 가슴도 처진다. 허벅지 뒤쪽 근육이 줄어들면 엉덩이가 처진다. 이렇게 체형은 무너진다. 아마 당신의 가슴은 더 위쪽이고, 어깨는 훨씬 아래쪽이고, 팔다리는 더 길었을 것이다.

체중도 마찬가지이다. 당연히 에너지를 많이 소비하는 만큼 살이 빠진다. 그런데 몸이 굽으면 근육이 굳어서 움직임이 제한되기 때문에 기초대사량이 낮아져 살이 찌기 쉬운 몸이 된다.

당신의 몸은 구겨진 캔과 같다. 몸이 구겨진 상태라면 숨이 찰 때까지 뛰어도, 근수축을 하는 근력 운동을 해도, 값비싼 체형 관리실을 다녀도 효과는 잠깐이다. 구겨진 캔에 아무리 값비싼 걸 쏟아 부어도 제대로 담아내지 못하는 것과 같다. 구겨진 캔을 쫙 펴서 원래의 상태로 되돌리는 것이 먼저다. 몸을 이완시켜 제자리로 되돌린다면 건강한 몸을 가질 수 있을 것이다.

굽은 몸이 펴지는
한끗 다른 프로젝트

한끗 다른 체인지

1

우리 몸은 중력을 받아 주저앉고 있다. 그런 상황에서 무거운 몸뚱이 하나만 바로 세워 들고 살아도 충분한 운동이 된다. 몸무게가 몇 kg이 나가든지 간에 딱히 무거운 아령을 들고 운동하지 않아도 괜찮다. 뒤꿈치가 살짝 들릴 듯이 몸을 가볍게 들고 있다는 느낌으로 걷고 앉으면 이미 생활 속에서 충분한 운동을 하고 있는 셈이다. 이렇게 자신의 체중을 활용해 몸을 바로 세우기만 해도 굽은 목과 어깨는 제자리로 돌아간다.

또한 굽은 부위가 펴지면 뭉친 근육이 풀어지면서 혈액이 몸속을 잘 돌게 된다. 근육은 혈액이 정체되지 않도록 밀어내는 펌프 작용을 하기 때문이다. 이는 관절이 삐걱거리던 부위에 윤활유를 넣은 것과 같아서 움직임이 부드러워지고 일상적인 동작이 가벼워진다. 그러면 기초대사가 올라가고, 일상생활만 해도 지방이 쉽게 연소되기 때문에 자연히 체중이 줄어들고, 다이어트 뒤에 찾아오는 불청객인 요요 현상과도 멀어진다.

사람은 영원히 다이어트를 할 수 없다. 다이어트의 진정한 성공은 다이어트를 그만둔 뒤에도 지방이 저절로 연소되는 몸을 만들어 '유지어터'가 되는 것이다. 실제로 일정 기간 한끗 다른 스트레칭을 한 사람들 대부분이 운동을 전혀 하지 않고도 건강미 넘치는 몸을 유지한다.

내가 좋아하는 미모의 한 여배우는 "시간이 지나도 날씬한 몸매와 미모를 유지하는 비결이 뭐냐?"라는 질문에 "딱히 다이어트와 운동을 하지 않아요. 바른 자세를 지키면서 생활하는 것이 비법이죠"라고 답했다. 그녀는 집에서 구두를 신고 걸어 다닌다고도 했다. 내가 회원들에게 항상 하는 이야기였기에 이거다 싶었다! 뒤꿈치를 들고 서는 것만으로도 몸의 중심이 옮겨져서 가벼워진다. 동작을 유지한 채로 거울을 보면 투박하다고만 여겨졌던 체형이 돌연 날씬하게 느껴질 것이다. 하이힐을 신으면 몸매가 좋아 보이는 것과 비슷하다. 바른 자세로 생활한다면 며칠만 지나도 몸무게는 그대로인데 "살 빠졌어? 얼굴에 뭐 했니?"라는 기분 좋은 말을 듣게 될 것이다.

체중에는 큰 변화가 없는데 젊을 때와 사뭇 달라진 체형에 고민하는 사람이 많다. 한끗 다른 스트레칭은 몸의 포지션을 원래 있던 위치로 되돌리는 동시에 몸의 중심축인 골반을 단련하는 운동이다. 시간이 지남에 따라 골반의 위치가 제자리로 돌아오면서, 그냥 앉아있기만 해도 자연스레 필요한 근육이 단단히 조여진다. 실제로 다른 데는 다 날씬한데 배만 불룩 나온 사람도 배가 쏙 들어가게 되는 것이다. 이처럼 골반을 리프팅해서 제자리로 되돌리기만 해도 체형 전체가 좋아지고 몸이 날씬해진다. 이런 엄청난 힘을 가진 것이 '한끗 다른 스트레칭'이다. 다음의 5가지 원칙을 기억하며 한끗 다른 스트레칭을 진행해보자.

5가지 원칙

1 힘 좀 빼고 살자

곧은 바디라인과 통증 없는 몸을 만드는 데는 유연성이 가장 중요하다. 100명 중 90명은 자기 자신이 "뻣뻣하다" "유연성이 없다"라고 말하지만 내가 10년 동안 만난 수많은 회원들 중 유연성이 없는 사람은 단 한 명도 없었다. 사람은 모두 유연하지만 몸에 긴장이 들어가 몸이 뻣뻣하게 느껴지는 것이다. 예상외로 회원들은 스트레칭 동작을 따라하는 것보다 이완하는 것을 가장 어려워한다.

지금 이 글을 보면서 입술에 힘을 주거나 미간을 찌푸리고 이마를 추켜올려 얼굴에 주름을 유발하고 있지는 않은지, 어깨와 목 근육에 잔뜩 힘을 주고 책을 들여다보고 있지는 않은지 체크해보고 힘 좀 빼길 바란다. 평소 긴장을 빼는 연습을 한다면 얼굴에 주름살은 펴지고 이중턱은 사라지고 불뚝 솟은 승모근도 편안해질 것이다.

2 숨을 좀 쉬어라

매일 쉬는 '숨'에 대해 진지하게 생각해본 적이 있는가? 딱히 밤에 라면을 먹고 잔 것이 아닌데 얼굴이 매일 부어있고, 쉬어도 피곤하고, 다이어트를 해도 살이 빠지지 않는다면 숨을 제대로 쉬지 않고 있기 때문이다.

지금 당장 숨을 최대한 편안하고 깊게 들이마시고 마신 숨만큼 일정하게 뱉어내는 연습을 해보자. 평소에도 잊지 않고 박자에 맞춰 숨 쉬는 연습을 해보길 바란다.

3 바르게 걸어라

"걸을 때 신체의 무엇으로 걸어 다니는가?"라고 물으면 "발과 다리"라는 답변이 가장 많을 것이다. 그러나 걸을 때 발과 다리로만 걸어 다니면 발에 물집이 잡히고 다리가 두꺼워지고 종아리에 알이 생긴다. 하체로만 걸어 다니면 몸의 무게를 발과 다리가 다 감당한다는 소리인데 그럼 발과 다리가 너무 불쌍하지 않은가? 상체도 같이 걷는다고 생각하며 고개를 들고 걸어 다니는 연습을 해보자. "나 목걸이 했어요"라고 생각하며 목걸이를 뽐내며 걸어 다니자.

4 바르게 앉아라

앉는 방법도 걷는 방법과 마찬가지로 어떻게 앉는 것이 제대로 앉는 것인지 궁금해하는 사람이 많다. "앉을 때 신체 중 무엇으로 앉아있는가?"라고 물으면 "엉덩이와 꼬리뼈, 다리"라는 답변이 가장 많을 것이다. 앉아있을 때도 하체로만 앉는다는 생각을 버려라. 상체로 하체를 짓누르며 앉지 말고 상체를 꼿꼿이 세워 앉아보자(p.37 참고). 하루 종일 앉아만 있어도 이중턱과 말린 어깨, 구부정한 등, 다리 부종, 어깨 통증, 허리 디스크를 한방에 해결할 수 있을 것이다.

5 매일매일 근육통을 느껴라

아름다움과 젊음의 비결은 운동이라는 말을 들어봤을 것이다. 그러나 딱히 운동을 하지 않더라도 중력을 밀어내듯 몸을 들어주고 세워주는 습관만으로도 온몸의 근육이 쓰인다. 근육 강화 운동을 하지 않더라도 바른 자세만으로도 아름다움과 젊음을 유지할 수 있는 것이다. 이것이 내가 말하는 바른 몸 사용법이다.

'아프니까 사람'이라는 우스갯소리처럼 우리는 통증을 안고 살아갈 수밖에 없다. 그렇다면 통증의 종류가 '신경통'과 '근육통' 이렇게 두 가지라고 생각해보자. 당신이라면 이 두 가지 통증 중에 무엇을 선택할 것인가?

잘못된 자세에서 중력을 받으면 신경에 압박이 오면서 온몸에 부종이 쌓이게 되고 통증과 손발에 저림, 피로 등이 온다. 이러한 신경통이 이미 시작되었다면 당신은 신경질적이 되기 쉽다. 몸과 마음은 연결되어 있기 때문이다.

그러므로 아름다움과 젊음을 유지하고 싶다면 근육통을 선택해야 한다. 왠지 모르게 기분이 좋은 뻐근함과 몸을 지탱해주고 있는 가벼운 근육의 힘이 근육통이다. 예를 들면 팔을 벌려 가슴을 열고 숨을 쉴 때 뻐근하면서도 개운한 통증, 기지개를 켤 때 머리카락이 쭈뼛 서는 시원한 통증 등이 바로 근육통이다. 몸을 바르게 펴는 연습만 해도 기분 좋은 근육통으로 가벼운 하루하루를 살아갈 수 있을 것이다.

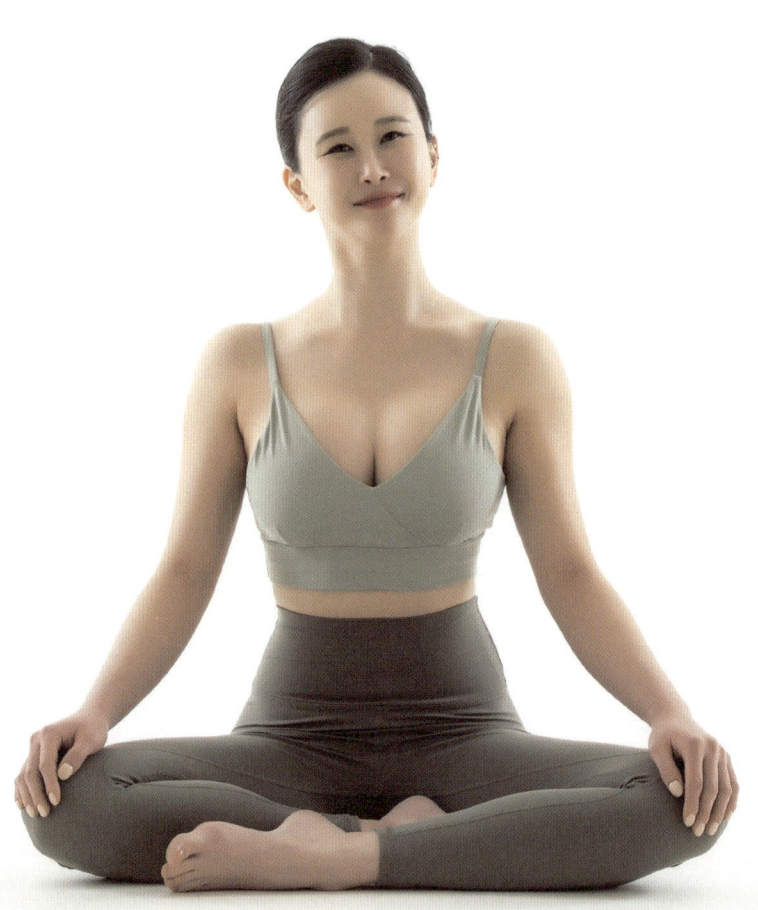

PROJECT 1

모든 동작을
'앉아서' 할 수 있다

나의 운동법은 정해져 있다. 무조건 벽에 머리를 기대고 앉아서 운동을 진행한다. 일어서거나 누워서 하는 움직임이나 근력 운동은 최소화한다. 지속적인 운동으로 탄탄한 관절과 근육이 잡혀 있다면 바로 근력 운동을 진행해도 좋다. 하지만 대부분이 잘못된 생활 습관과 긴장으로 인해 몸이 구겨져 있다. 그런 몸 상태로 근육을 수축하는 운동은 무리이고 일단 몸을 지탱해줄 수 있는 바닥과 벽이 필요하다. 벽에 기대 앉아 몸의 중심인 골반뼈를 바로 세워 몸을 바로잡는 것이 급선무인 것이다.

골반뼈는 쉽게 말하면 '엉덩이뼈'인데 척추를 지탱하고 하체를 움직이는 데 필수적인 지지대이다. 이러한 골반이 중심을 잃고 틀어지는 경우 움직임이 불편해지고 혈액순환도 원활하지 못하게 되어 비만과 다리부종, 생리통 등이 나타난다. 그러므로 제대로 '앉는 연습'을 통해 골반 주변 근육을 강화하고 이완하여 몸의 중심을 바로 잡아야 한다. 제대로 앉아서 숨만 쉬면 다른 자세는 저절로 좋아질 것이다.

왜 앉아서 운동을 해야 하나요?

우리는 대부분 앉아서 많은 시간을 보내는데, 그 시간 동안 바르지 못한 자세로 몸의 중심인 골반뼈가 비틀린다. 바르게 앉는 운동을 통해서 건강한 골반 모양을 되찾고 골반을 순환시켜야 한다. '앉은 자세'를 어떻게 유지하느냐에 따라서 당신은 바뀔 수 있다. 자가 진단을 통해서 '골반을 바로 세워 앉는 운동'이 왜 필요한지 체크해보자.

- 얼굴의 좌우 균형이 다르다
- 좌우 어깨의 높낮이가 다르다
- 굽은 등이 심해서 뚱뚱해 보인다
- 거북목이 심해서 옷태가 살지 않는다
- 이중턱이 심해서 얼굴이 커 보인다
- 편두통이 자주 생기고 어지럼증이 있다
- 고개가 한쪽으로만 잘 돌아간다
- 생리통이 심하고 허리가 자주 아프다
- 어깨가 자주 결리거나 한쪽 팔이 저리다

- 손이나 다리가 잘 붓는다
- 살이 잘 빠지지 않는다

 사람들은 이렇게 문제점을 알고 있지만 원인을 모르는 탓에 운동부터 덜컥 시작해버린다. 그러나 대부분의 운동 센터에서는 근수축 운동을 더 강하게 진행하는 경향이 있다. "골반이 틀어졌으니 골반근육 강화 운동을 할게요"라는 식이다. 과연 무거운 아령이나 도구를 사용하며 수축 운동을 하는 것이 맞을까? 이미 중력으로 근육이 긴장한 상태에서 근수축 운동이라니!

 우리 몸을 음료수 캔이라고 생각해보자. 캔이 어떠한 힘에 의해 구겨졌다. 그 캔을 펴고 싶은데 더 구기는 힘을 가하는 게 맞는가? 캔을 펴고 싶다면 힘을 가하지 않고 위로 당겨 펴주는 것이 맞다.

 우리 몸도 마찬가지다. 굽은 몸으로 유산소 운동과 강도 높은 근력 운동을 하면 호흡을 참고 헐떡거리게 된다. 그렇게 되면 오히려 몸의 경직이 심해져서 원하는 운동 효과를 볼 수 없다. 이것이 바로 운동을 했는데도 원하는 보디라인이 형성되지 않고 울퉁불퉁한 체형이 만들어졌던 이유이다.

 반대로 벽에 기대 앉아 몸을 바로 세우는 운동을 하면 머리끝부터 발끝까지 변하는 효과를 충분히 볼 수 있다. 그 어떤 것보다 중력을 이겨낼 수 있는 스스로의 힘이 필요한 것이다. 벽에 기대어 스스로 몸을 가눌 힘이 생기고 나면 그 후에 벽에 의존하지 않고 운동을 진행해도 충분하다.

지금까지 나를 찾아온 사람들의 99%는 아름다움을 되찾고 통증에서 해방되었다. 이 책을 보고 있는 당신 또한 하루에 5분만 바른 자세로 긴장을 빼고 숨 쉬는 연습을 한다면 모든 통증에서 해방될 것이다. 운동법을 배우기 전에 자신의 허리둘레와 얼굴 사이즈, 허벅지와 종아리 둘레의 치수를 재어 기록해두고 지금 자신의 모습을 사진으로 찍어 한 달 후에 비교해보라. 그 변화를 확인할 수 있을 것이다.

바른 자세로 앉으면 모든 여성 질환이 해결된다

여성 질환을 가지고 있다면 일단 앉아서 골반을 바로 세워라. 그러면 골반의 순환이 원활해지면서 몸의 좌우 불균형과 여성질환으로 인한 통증이 해결된다.

골반은 척추를 지탱하고 하체를 움직이는 데 필수적인 지지대이다. 오목한 그릇처럼 생긴 골반 안에는 자궁과 난소, 방광 등 주요 장기가 담겨 있고 골반 순환은 이들의 기능과 밀접하게 연결되어 있다. 골반뼈와 골반강(골반으로 둘러싸인 체내의 공간) 내 구조물은 인대로 고정되어 있고 골반 주변에는 여러 근육이 부착되어 있다. 이 사이로 복잡한 혈관과 신경이 지나가는데 이들은 주요장기에 영양분을 공급하고 노폐물을 제거하는 중요한 역할을 한다.

여성의 경우 틀어진 골반으로 인해 자궁과 난소가 압박돼 생리통이 심해지는 경우가 있다. 제대로 앉는 습관이 없다면 골반이 틀어지고 골반을 둘러싼 근육과 인대가 긴장 혹은 이완되어 순환 장애가 생기는 것이다. 림프와 신경, 혈관의 흐름에 문제가 생기면 내부 장기의 기능도 떨어질 수밖에 없고 허리와 골반의 통증뿐 아니라 만성 복통과 월경통, 배란통, 만성 질염, 골반염, 방광염 등에 시달리게 된다. 특히 골반 안쪽에 위치한 자궁과 난소의 혈액순환장애로 혈액 찌꺼기들이 정체되어 생리통이나 여성 질환을 일으키게 된다.

반대로 골반이 제자리에 있으면 생리통과 요통, 좌골신경통 등 여러 통증에서 해방될 수 있다. 임신과 출산도 수월해진다. 골반을 바로 세워 앉는 연습만 제대로 했을 뿐인데 말이다. 여성질환의 대부분은 스트레칭으로 완치된다.

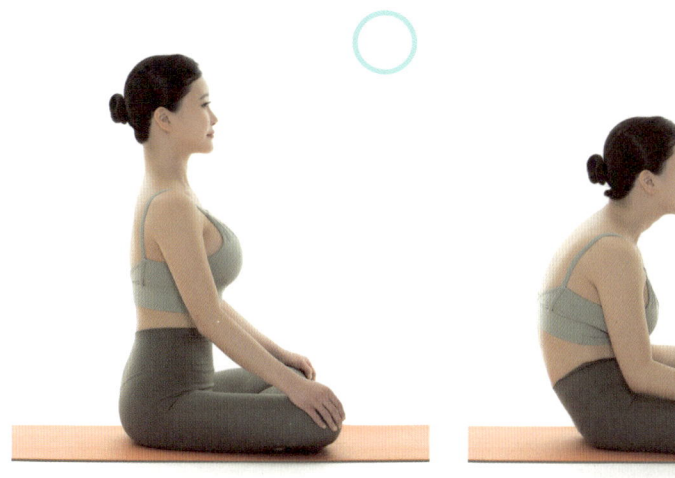
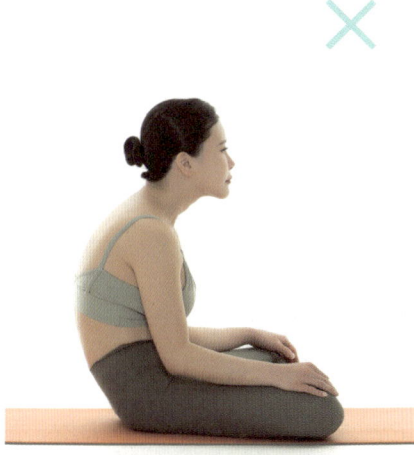

바르게 앉은 자세   **잘못 앉은 자세**

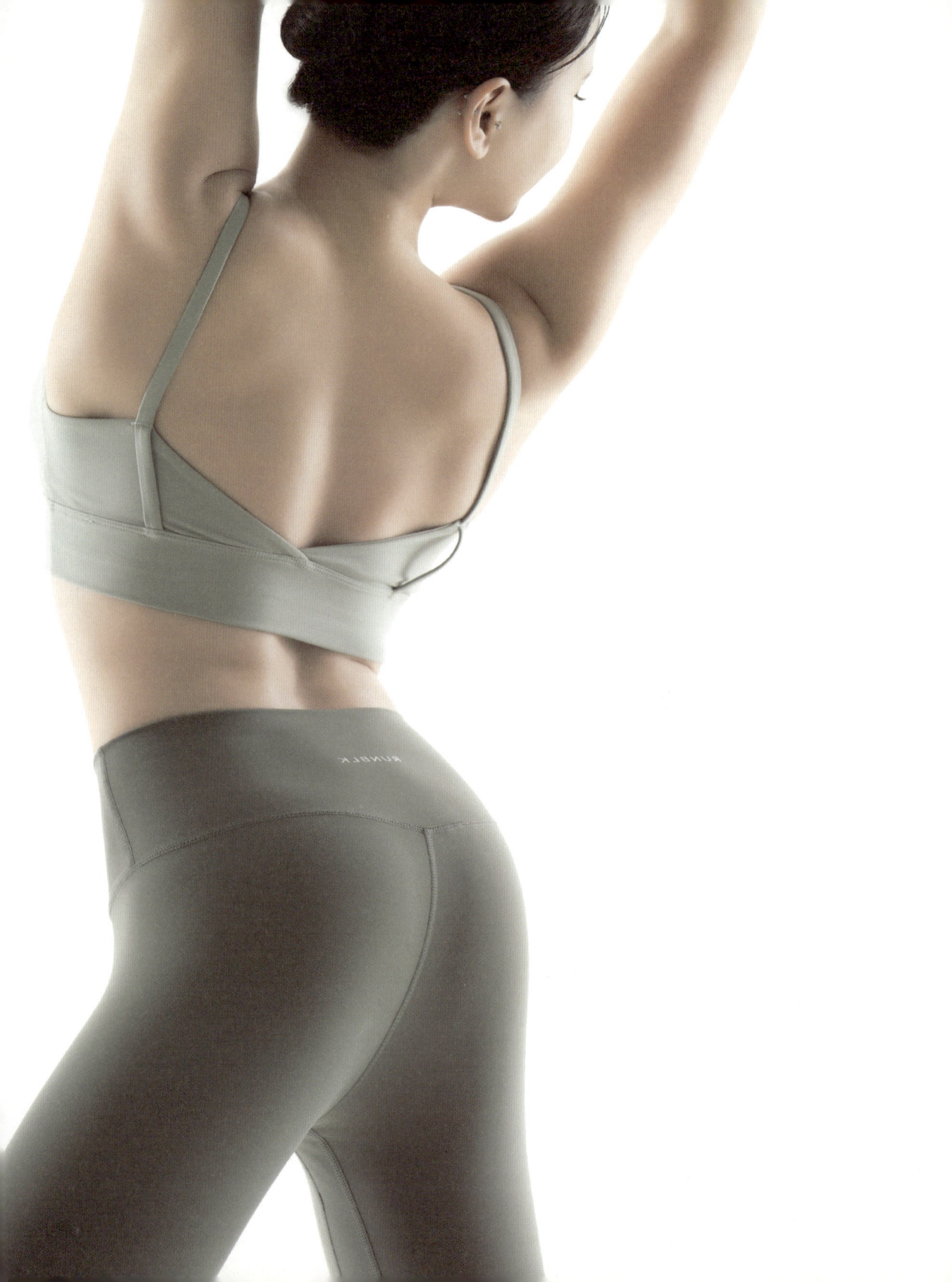

PROJECT 2

숨만 제대로 쉬어도
살은 빠진다

앞서 이야기한 것처럼 우리는 중력에 눌려 몸이 오그라들고 숨도 제대로 못 쉬며 살고 있다. 그것이 바로 살이 빠지지 않고 나이보다 늙어 보였던 이유이다. 꼭 알아야 할 사실은 평소 호흡도 제대로 못하는데 숨이 차오르는 과한 운동을 하고 있다는 것이다.

강사 생활 10년 동안 제대로 숨 쉬는 사람은 단 한 명도 보지 못했다. 한 번은 필라테스와 요가 단체 수업을 진행한 적이 있다. "하나, 둘, 셋" 하며 동작을 이어나갈 때도 유난히 호흡을 강조했지만 회원들은 온몸을 긴장한 채로 숨을 참았다. '왜 1시간 동안 숨도 안 쉬고 머리끝부터 발끝까지 온몸이 경직될 정도로 긴장한 채 운동할까? 저렇게 하면 운동 후 개운한 게 아니라 오히려 온몸이 뭉치고 피로가 더 쌓일 텐데' 하는 생각이 들었다. 그때부터 음악을 끄고 회원들에게 앉아서 숨을 쉬어 보게 했다. 호흡에 더 집중하고 수축보다 이완할 수 있는 시간을 가진 것이다. 그렇게 하니 음악을 켜고 빠르게 진행되는 수업보다 안정적이며 스스로 부족한 부분을 돌볼 수 있는 수업이 되었다. 회원들의 만족도도 높아 이 일을 계기로 수업 방식을 아예 바꾸게 되었다.

지금 앉아서 이 책을 읽고 있는가? 그렇다면 그 상태로 최대한 깊고 편안한 숨을 10회만 쉬어보라. 평소 당신이 쉬던 숨의 5배 정도 길게 코로 숨을 들이마시고 그 숨을 입으로 끝까지 다시 내쉰다고 생각하면서 진행해보자. 숨이 잘 쉬어지는가? 숨을 길고 편안하게 쉬는 게 생각보다 어려울 것이다. 오늘부터 하루 5분씩 길고 편안하게 숨 쉬는 연습을 해보자. 숨쉬기는 굳은 몸을 마사지해주는 것과 같은 효과를 가져와 몸이 개운하게 풀릴 것이다.

숨 쉬는 거 말고 호흡에 다른 목적이 있다고?

살기 위해 숨 쉬는 것이 호흡이고 호흡의 목적은 '독소 배출'이라 할 수 있다. 운동을 하거나 스트레스를 받으면 호흡이 빨라지는 것을 느껴봤을 것이다. 그것은 몸에서 빨리 산소를 얻고 이산화탄소를 배출하기 위함이다. 그러나 빠르게 움직이는 동안 독소를 배출하고 싶어 하는 내 몸의 본능을 무시하고 나도 모르게 숨을 참아 버린다. 그렇게 되면 살도 빼고 독소도 배출하기 위해 했던 운동이 오히려 몸에 독소를 더 쌓는 악효과를 가져온다.

우리의 호흡은 외호흡과 내호흡 두 가지로 구분된다. 외호흡은 말 그대로 코나 입으로 숨을 쉬는 것을 말한다. 내호흡은 세포 호흡이라고 하는데 세포가 주로 산소를 이용하여 에너지를 얻고 이산화탄소와 물을 방출하는 과정을 말한다. 에너지를 얻고 이산화탄소를 배출하기 위해서는 호흡이 이렇게 중요한 것이다.

올바른 호흡을 하지 않으면 아무리 교정 운동이나 스트레칭을 반복해도 결국에는 다시 잘못된 체형으로 돌아간다. 열심히 운동하고 식단 조절을 하는데도 살이 빠지지 않는 경우를 보면 알 수 있다. 호흡을 잘못하면 순환계·근골격계·신경계·내장기 계통 모두에 악영향을 끼칠 뿐 아니라, 호흡에 관여하는 수많은 근육들에 의해 몸에 심각한 불균형이 생기게 된다. 그러므로 건강하고 날씬한 몸을 만들기 위해서는 반드시 올바른 호흡법을 통해서 세포 내의 에너지 대사를 활발하게 만들어 체지방을 감소시키고 독소 배출을 원활하게 해야 한다.

흉식 호흡도 복식 호흡도 아니다

"숨을 마시고 내쉬면서 호흡하세요."

필라테스에서 흉식 호흡을 배우고 요가에서 복식 호흡을 배우면서 흔히 듣는 말이다. 그러나 나의 호흡법은 흉식 호흡도 복식 호흡도 아니다. 흉곽과 복부 그리고 온몸을 사용하여 호흡을 이끌어내는 것이다. 앞서 얘기한 것처럼 우리 몸에는 이미 긴장이 가득 들어가 있어서 숨을 잘 마시지도 내쉬지도 못한다. 그런 몸에 '흉식 호흡을 해라. 복식 호흡을 해라' 하니 어려워하는 게 당연하다. 벽에 기대어 앉아서 몸의 긴장을 최대한 풀고 복부부터 흉곽까지 숨을 최대한 깊게 들이 마시고 천천히 끝까지 숨을 내뱉는 연습을 하는 것이 나의 호흡법이다.

온몸에 긴장을 풀고 온몸으로 숨을 쉰다는 이야기인데 이 호흡법은 말처럼 쉽지 않다. 대부분의 사람들은 배에 힘을 주고 살라는 말을 너무 많이 들어서 배에 쓸데없이 긴장을 주고 폐와 장기들을 스스로 압박하며 신진대사의 순환을 막고 있다. 일단 배꼽과 척추가 멀어진다는 생각으로 배를 내밀고 복강을 넓힌 상태로 복부와 가슴으로 숨을 쉬며 아동기 때의 편안한 숨으로 돌아가야 한다. 최대한 몸을 이완시켜서 몸의 가동범위를 넓혀주는 호흡을 연습하라. 그렇게 하다보면 연습으로만 가능했던 긴호흡을 평소에도 자연스럽게 하게 될 것이다.

신생아 때는 흉곽의 형태나 호흡근의 미성숙으로 복식 호흡을 한다. 아기들이 귀엽게 배만 실룩실룩 움직이며 숨쉬는 모습을 본 적이 있을 것이다. 3세 무렵부터는 흉곽의 형태나 호흡근의 발달에 따라 흉식호흡을 하게 되고 아동기 즉 초등학생 이후로는 복부와 흉곽을 움직이며 편안하게 숨을 쉰다. 그러다 성인이 되어서는 바르지 못한 자세로 앉아서 생활하는 시간이 길어지면서 점차 흉곽의 형태와 호흡근의 기능을 상실하게 되는 것이다.

사람들에게 호흡을 시켜보면 숨을 들이 마시는 것도 잘 안 되지만 마시는 숨에 비해서 내쉬는 숨이 더 짧은 경우가 많다. 그만큼 호흡근의 기능을 상실한 것을 볼 수 있는데 사람마다 긴장과 자세에 따라서 천차

만별로 차이가 난다. 그러나 반복적으로 바른 자세로 앉는 연습을 하고 긴장을 완화해 긴 호흡만 이끌어내도 회원들의 얼굴은 작아지고 혈색이 변하는 것을 볼 수 있었다. 젊음을 되찾고 싶다면 바르게 앉아서 호흡하는 연습을 하길 바란다.

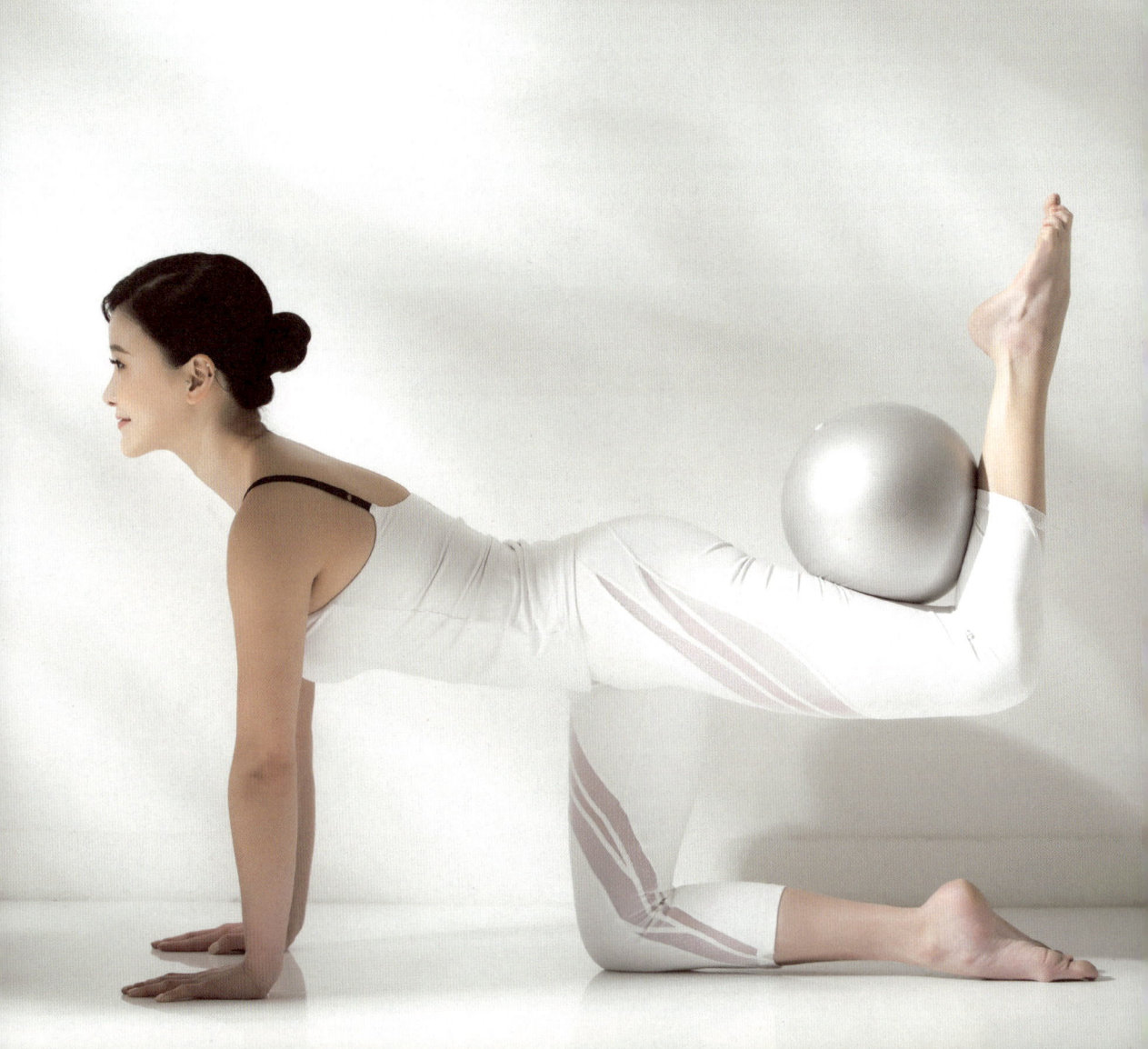

PROJECT 3

생각을 뒤집는
한끗 다른 용어 설명

앞에 이론이 길었다면 이 파트는 생소하고도 재미있는 내용을 담았다. 익숙하게 들었던 이야기들을 역으로 바꿔서 생각해볼 수 있을 것이다. 평소 생활할 때는 물론 운동할 때도 다음 내용들을 생각해보길 바란다. 한끗 차이의 생각과 말이 나의 몸을 360° 변화시켜줄 것이다.

"배에 힘을 줘요"는 틀린 말, "배에 긴장을 빼요"가 맞는 말

배에 힘을 줬더니 이게 웬 헐크 승모근

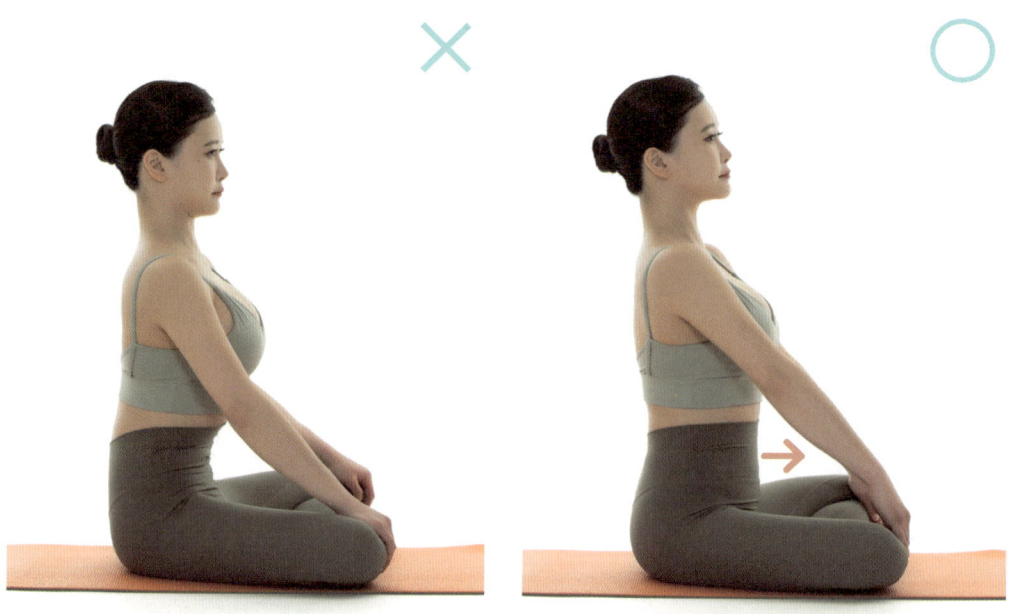

배에 힘준 자세 배에 긴장을 뺀 자세

배에 힘주고 다니라는 이야기를 다들 한 번쯤은 들어봤을 것이다. 그러나 배꼽을 척추뼈에 붙이듯이 억지로 당겨 힘주는 순간 과긴장으로 내장기관을 압박하게 되고 척추뼈가 제자리를 잃고 뒤로 밀려나가 버린다.

지금 당장 배꼽을 당겨 척추뼈에 붙여보자. 순간적으로 '흡' 하고 숨을 참지 않았는가? 긴장이 심하면 턱과 뒷목까지 뻐근해지는 걸 느낄 수도 있다. 직접 해보면 배에 힘주라는 이야기가 왜 틀렸는지 알 수 있을 것이다.

배를 당겨 긴장을 하는 순간 오장육부가 꼬이고 배의 근육들이 기능을 상실한다. 과긴장으로 기도까지 막아 호흡에도 문제가 생긴다. 울퉁불퉁한 승모근과 이중턱 또한 억지로 배에 힘을 준 습관 때문이다.

오히려 내장기관이 쏟아질 것처럼 배를 실컷 내밀고 흉곽을 천장으로 들어 올려야 한다. 뱃가죽과 배의 근육이 당겨지는 느낌이 들어야 코어가 생기는 것이다. 앞으로는 배에 힘을 빼고 몸통을 들어 올려 내장기관이 편안한 상태에서 복부의 근육들이 작용할 수 있도록 습관을 바꿔보자.

"등을 펴요"는 틀린 말, "가슴을 열어요"가 맞는 말

실컷 등을 폈더니 이게 웬 새가슴

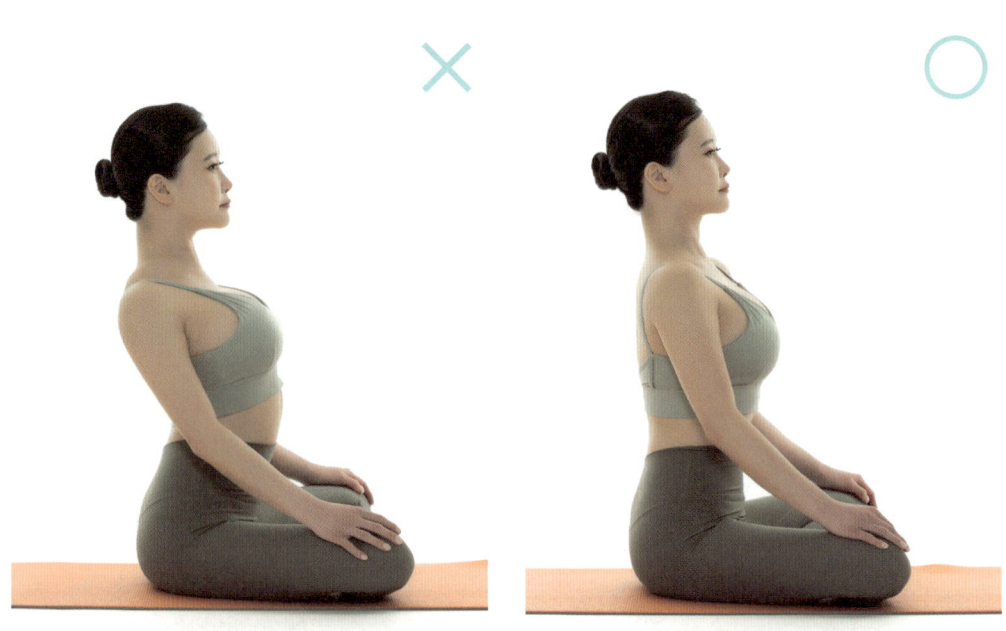

등을 편 자세   가슴을 여는 자세

"등을 펴요"라는 이야기를 많이 들었겠지만 이는 틀린 말이다. 사람의 등은 원래 굽었다. 옆에서 등을 보았을 때 등은 굽은 역C자 모양인데 이를 후만 형태라고 한다. 흉추의 매끄럽고 가벼운 후만은 생리적인 것이다. 그런데 원래 굽은 등이 중력과 바르지 못한 자세로 인해 더 구부정하게 눌리게 된다.

굽은 등을 펴라고 하면 대부분 등을 더 누르며 뒤집어 까버린다. '등을 편다'라는 생각보다는 등의 반대쪽인 '가슴을 열어준다'라고 생각해 보자. 마치 가슴에 목걸이를 했다고 생각하고 자랑하듯이 '나 목걸이 했어요'라며 가슴을 들어 올리며 열어준다. 이 한끗 차이의 생각으로 등이 시원해지며 굽은 등이 개선될 것이다. 이때 팔과 겨드랑이는 누르지 않는다.

"고개를 숙여요"는 틀린 말, "뒷목을 길게 늘여요"가 맞는 말

고개를 숙였더니 이게 웬 펠리컨 이중턱

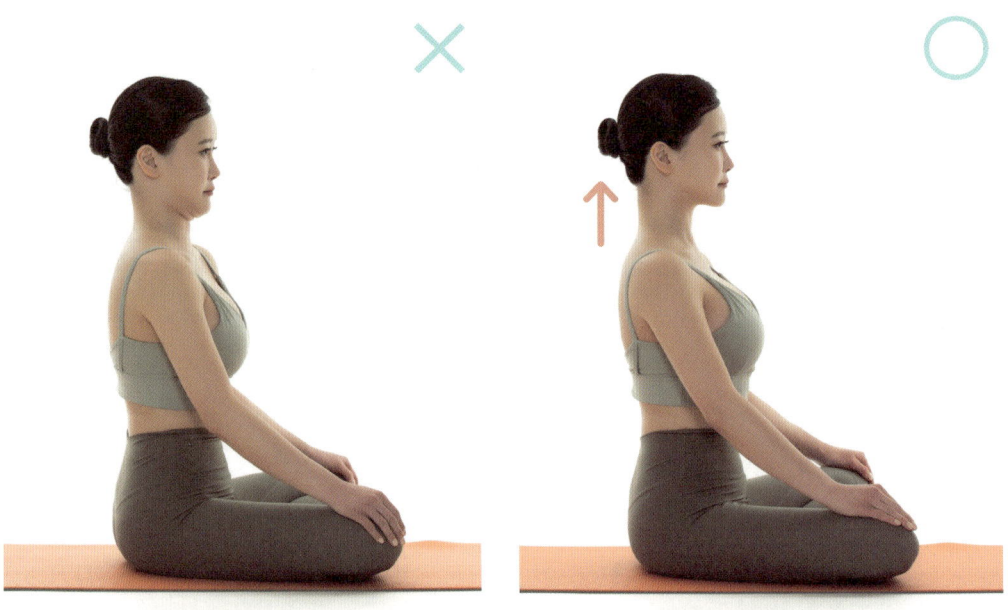

고개를 숙인 자세   **뒷목을 길게 늘인 자세**

"고개를 숙여요"라는 말 역시 많이 들어본 이야기다. 운동을 배울 때, 정면을 볼 때, 증명사진을 찍을 때, 고개를 숙이라는 이야기를 들으면 사람들은 목과 턱 근육을 쪼이면서 턱을 당겨버린다. 그러나 턱을 당기는 순간 얼굴의 턱선은 사라지고 이중턱이 되어버린다.

다시 말하지만 "고개를 숙여요"라는 말은 틀렸다. 결국 시선이 정면을 향하라는 소리인데 굳이 수축의 힘으로 이중턱을 만들 필요가 있겠는가? 앞서 말한 것처럼 나는 이완의 움직임을 선호한다.

힘을 써서 턱을 당겨 고개를 숙이지 말고 두개골 아래서부터 꼬리뼈까지 길게 늘인다고 생각해보자. 이렇게 움직이기만 해도 고개는 정면을 향하고 뒷목은 길게 늘어난다. 이 한끗 차이의 인식을 습관화한다면 당신의 턱선은 리프팅 시술을 받은 것처럼 날렵해지고 목선도 뚜렷해질 것이다.

"어깨를 내려요"는 틀린 말, "겨드랑이를 들어요"가 맞는 말

어깨를 내렸더니 이게 웬 어좁이

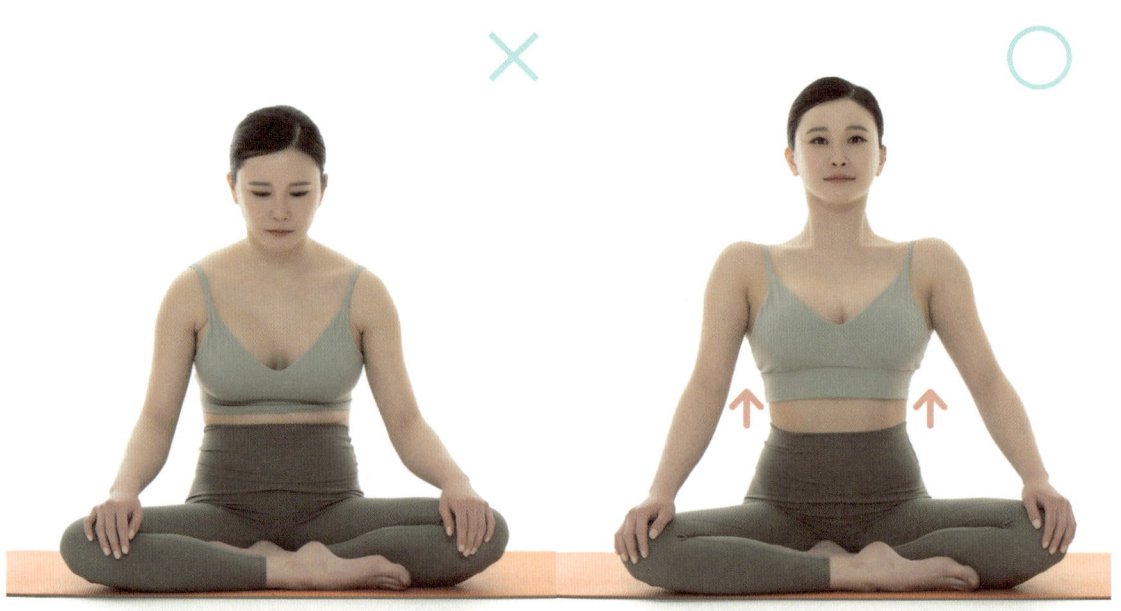

어깨를 내린 자세   겨드랑이를 든 자세

어깨가 올라와 있으니 내리라거나 어깨가 말렸으니 날개뼈를 조이라는 이야기를 다들 한 번쯤 들어봤을 것이다. 이 또한 공감하는 이야기지만 어깨를 내리거나 조이면 안 된다. 앞서 등은 원래 굽었다고 했는데 어깨도 원래 말렸다고 할 수 있다. 원래 말린 어깨가 중력과 바르지 못한 자세로 인해 더 말려 들어간 것이다.

어깨를 내리면 림프절과 신경을 막아 팔이 두꺼워지고 겨드랑이와 날개뼈 주변이 둔해 보이고 팔 저림까지 올 수 있다. 어깨는 사실 움직이기 어려운데 억지로 움직이거나 펴려고 과한 운동을 하면 근막과 회전근개에 손상이 쉽게 올 수 있다. 그러므로 어깨를 내리고 편다기보다는 양쪽 겨드랑이를 들어준다고 생각을 바꿔보자. 지금까지 생각했던 것과 다르게 겨드랑이를 넓혀 날개뼈가 서로 헤어지는 느낌이 들어야 한다. 이때 승모근에는 힘을 빼고 팔 안쪽과 바깥쪽이 스트레칭이 되는 느낌이 들어야 한다.

"허리를 펴요"는 틀린 말, "몸통을 들어요"가 맞는 말

허리를 폈더니 웬 오리 궁둥이

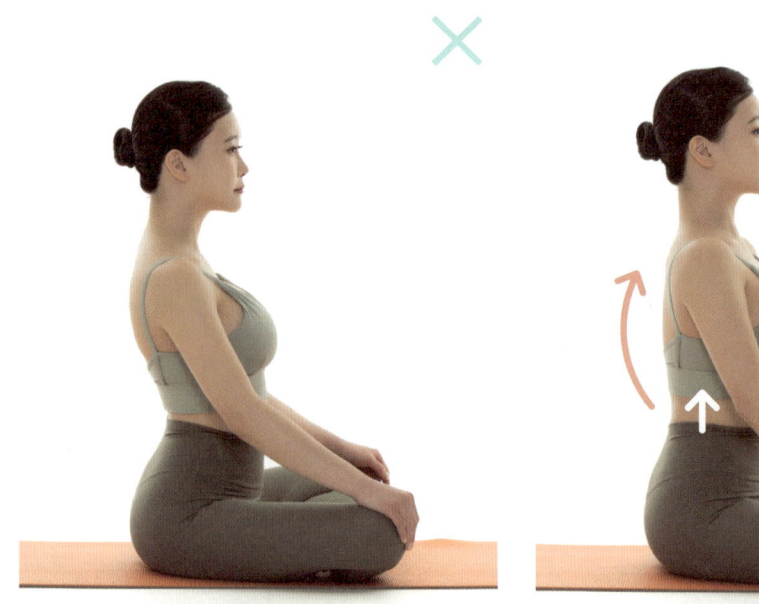

허리를 편 자세

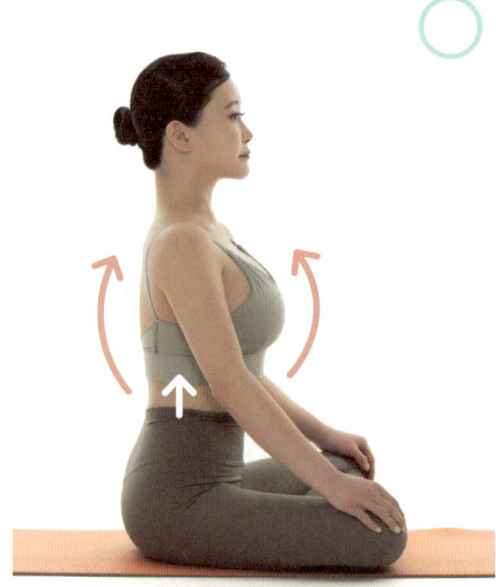

몸통을 든 자세

"허리를 펴요"라는 말도 누구나 흔히 듣는 말이다. 그런데 허리와 등을 잘 구분 짓기란 생각보다 어렵다. 등과 허리가 어느 부분인지 정확하게 알고 있지 않기 때문이다. 등뼈는 12개의 척추뼈로 이루어져 있고 허리뼈는 5개의 척추뼈로 이루어져 있기 때문에 허리뼈는 등뼈보다 반 이상 짧다. 허리뼈는 엉덩이 두 개의 뼈 위쪽인 꼬리뼈부터 시작된다고 생각하면 쉽다.

옆에서 보았을 때 등뼈는 앞으로 굽은 후만의 형태이고 허리뼈는 뒤로 굽은 전만의 형태이다. 허리를 폈을 때 대부분 등뼈를 앞쪽으로 밀어버리는 경우가 많은데, 허리뼈를 뒤로 밀어야 바른 자세가 된다. 그리고 더 완벽한 자세를 만들기 위해서는 척추 사이사이에 공간을 열어 들어준다는 느낌으로 등을 곧게 세워주어야 한다.

앉아있을 때는 엉덩이가 뜰 것처럼 몸통을 들고 서있을 때는 뒤꿈치가 가볍게 들릴 정도로 몸통을 들면 허리를 곧게 세울 수 있다. 이러한 한끗 차이의 생각만으로도 허리디스크를 예방할 수 있을 뿐 아니라 몸통이 얇아지고 잘록한 옆구리 라인을 만들 수 있다.

"항문을 조여요"는 틀린 말, "엉덩이를 들어요"가 맞는 말

항문을 실컷 조였더니 웬 납작 궁둥이

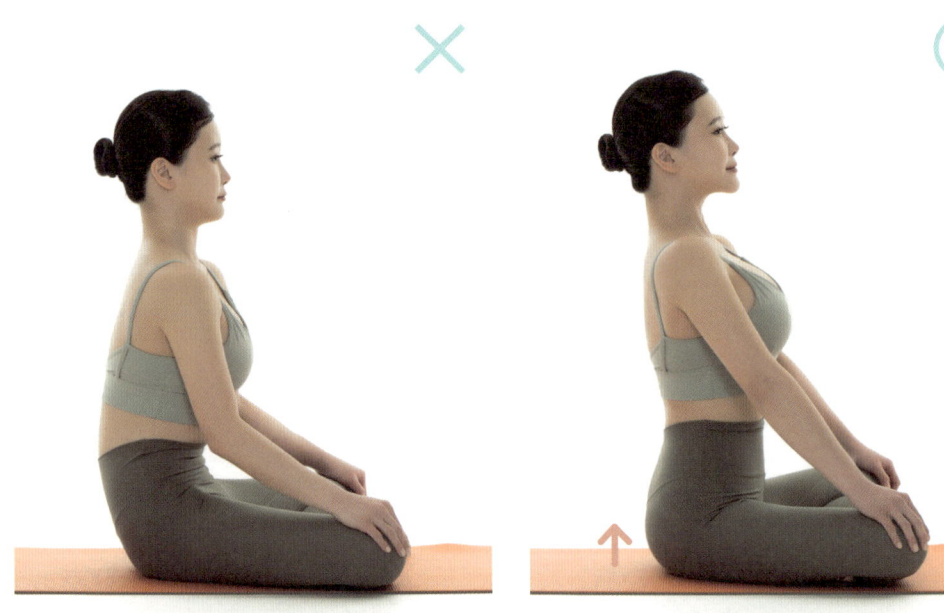

항문을 조인 자세   엉덩이를 든 자세

엉덩이 근육 운동을 하거나 평소에 생활할 때 항문을 조이라는 이야기를 많이 들어봤을 것이다. 그런데 의아하지 않는가? 항문을 조이는 근육은 괄약근인데 생리적인 현상에 쓰이는 근육을 왜 엉덩이에 힘을 줄 때 사용하라는 것인지 이해할 수가 없다.

괄약근을 과하게 조이면 몸을 바로 세울 수 없다. 엉덩이를 제대로 사용하고 싶다면 항문이 아니라 엉덩이 근육인 둔근에 집중해야 한다. 골반과 엉덩이뼈가 바로 세워졌을 때 비로소 엉덩이 근육이 제대로 힘을 발휘할 수 있다. 그러니 항문을 조여 몸에 긴장을 준다는 생각보다는 '엉덩이를 바닥에서 들어 올린다'라고 생각하며 골반을 세운다. 이 한끗 차이의 생각으로 골반과 엉덩이뼈가 바로 세워지고 근육이 생긴다.

3kg 빠져 보이고 3살 어려 보이는
3key 골반, 척추, 갈비뼈
한끗 다른 스트레칭

한끗 다른 체인지

2

그렇다면 몸의 어디를 제자리로 되돌려야 할까? 바로잡아야 할 부위는 총 3군데이다.

첫 번째는 골반이다. 원위치로 되돌려야 하는 부위 3군데 모두 중요하지만, 그중 가장 중요한 곳은 몸의 중심인 '골반'이다. 몸의 중심인 골반이 원래 있어야 할 위치에 없으면 쓸데없는 움직임이 많아진다. 땀을 잔뜩 흘리며 운동을 해도 그동안 살이 빠지지 않았던 이유이기도 하다. 반대로 골반이 제자리에 있으면 특별한 운동을 하지 않고 의식적으로 호흡하기만 해도 운동 효과가 있다. 걸으면서, 자리에 앉아 공부하거나 일을 하면서, 잠을 자면서 일상의 모든 상황이 운동으로 바뀌게 되는 것이다. 그래서 일상생활의 대부분을 차지하고 있는 '앉기 연습'을 통해 골반의 제대로 된 모양을 잡는 것이 최우선이다.

두 번째는 척추이다. 척추는 우리 몸에서 큰 축을 담당하는데 그 축이 무너지면 다른 부위도 연달아서 틀어지게 된다. 반대로 척추를 바로 세우면 다른 관절의 각도도 점점 바로잡힌다.

세 번째는 갈비뼈이다. '숨'을 담당하고 가슴 부위에 있는 폐와 심장 등 내장기관을 보호하는 중요한 곳이 갈비뼈이기 때문이다. 갈비뼈 사이의 근육이 유연해야 편안하게 숨을 쉴 수 있다.

이 3군데를 먼저 바로잡으면 나머지도 자연스럽게 제자리를 찾는다.

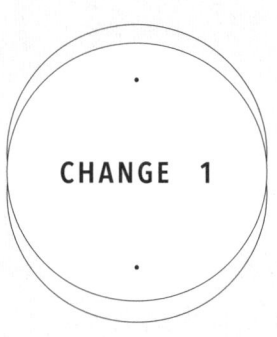

골반
한끗 다른 스트레칭

현대인의 대다수는 오랜 시간 의자에 앉아 있으면서 골반을 수직으로 세우는 근육이 약해지고 골반뼈를 완전히 눕혀서 앉게 되었다. 골반을 눕혀 앉다 보면 골반의 불균형이 시작되고 척추 측만, 척추 디스크, 굽은 등, 거북목, 휜 다리 등을 유발하게 된다. 또 림프절과 몸의 순환이 되지 않아서 온몸에 부종이 심해지면서 살이 쪄 보인다. 골반 안에 있는 장기들도 압박되어 여성들은 자궁 내 질환이 유발되기도 하고 위장장애와 호흡기 질환, 신경계 문제 등 심각한 사태를 초래한다. 이렇게 무의식적으로 '바르지 못하게 골반을 눕혀 앉는 자세'가 무서운 것이다.

그러므로 엉덩이뼈를 의식하며 앉자. 앉아서 엉덩이 아래에 손을 넣어보면 양쪽으로 두 개의 엉덩이뼈가 만져질 것이다. 엉덩이뼈가 무엇인지 확인한 후에 이 두 개의 엉덩이뼈가 바닥에 균등하게 닿도록 앉는다. 그러면 자연스럽게 누워있던 골반이 세워진다. 옆에서 봤을 때 질펀하게 퍼져있던 엉덩이살도 '힙업'되면서 동그란 사과 모양으로 변한다. 골반의 모양을 잘 살펴보고 골반을 세워주는 동작을 연습하면 비뚤어진 골반이 바로 잡히고 앉는 자세가 수월해질 것이다(p.70 참고).

다리가 골반을 훔쳤다?

골반은 우리 몸의 뿌리이자 중심이다. 그런데 다리가 골반을 훔쳐 갔다니 무슨 얘기일까? 바르지 못한 자세에서 중력을 받으니 몸의 중심인 골반이 무너진다. 그렇게 몸의 중심인 골반이 제 역할을 상실해 골반으로 몸을 지탱하지 않고 다리로만 앉아있고, 서있게 된다. 골반은 척추와 하반신을 연결하는 역할을 하는데 골반이 해야 할 일을 다리가 하고 있으니 다리는 점점 굵어지고 부종이 심해지며 각선미마저 잃게 되는 것이다. 특히 골반은 여성 질환과도 관련이 있다. 골반이 안 좋아지면 생리통, 생리불순, 요실금, 성욕감퇴 등 다양한 질병이 생긴다. 그러므로 골반을 바로 세워 제 역할을 하게 만들고 다리를 스트레칭해야 한다. 다리의 과부하를 풀고 골반이 내 몸의 뿌리 역할을 제대로 할 수 있도록 골반 리프팅 자세를 배워보자.

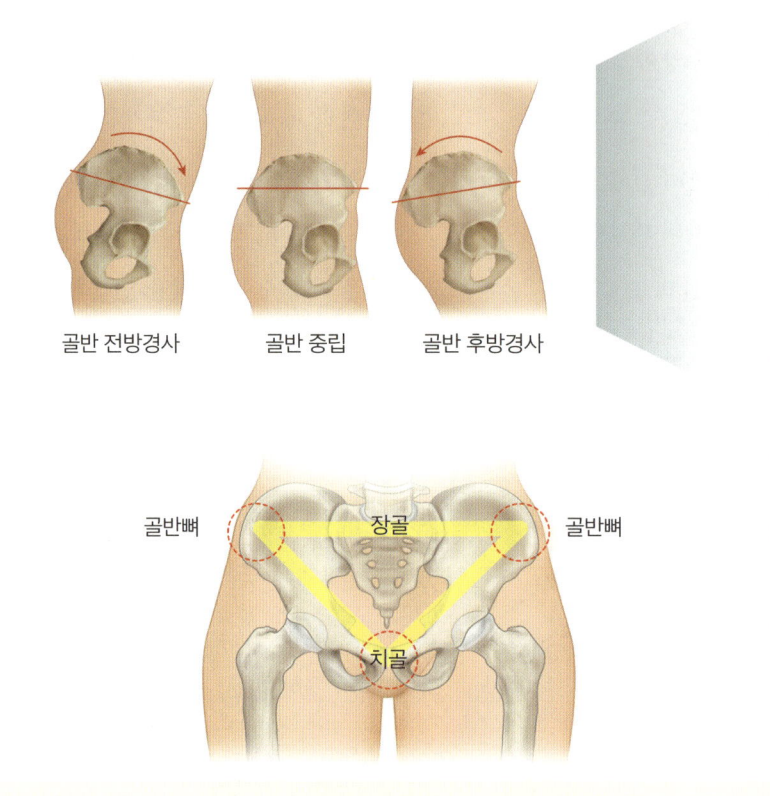

골반 전방경사　　골반 중립　　골반 후방경사

골반 구조

어깨뼈와 골반이 일직선이 되어야 바른 자세

몸통 전면에 툭 튀어나온 골반뼈 두 개와 치골뼈를 이으면 삼각팬티 라인이 만들어진다. 골반의 중립이란 서있거나 앉아있을 때 이 삼각형의 지점이 벽과 평행을 이루는 것이다. 골반이 앞으로 기울어 세 개의 꼭짓점이 바닥을 향하면 골반 전방경사라고 하며 오리 엉덩이와 심한 요통을 유발할 수 있다. 여성의 70%가 골반 전방경사에 해당된다. 또 골반이 뒤로 기울어 세 개의 꼭짓점이 천장을 향하면 골반 후방경사라고 하며 굽은 등을 만들고 허리디스크와 어깨의 통증을 유발한다.

두 개의 골반뼈와 치골뼈가 정면으로 향해있는지 체크해보자. 어깨뼈와 골반이 일직선상에 있다고 생각하면 쉽다. 그리고 옆에서 보았을 때는 엉덩이가 둥글고 엉덩이 바로 위 허리가 쏙 들어가 있어야 한다. 대부분이 잘못된 자세로 인해 꼬리뼈가 말려 들어가면서 엉덩이뼈가 아닌 꼬리뼈나 허리뼈로 앉아있어 엉덩이 자체가 둥글지 않다. 바른 자세가 어렵다면 벽에 기대앉는다.

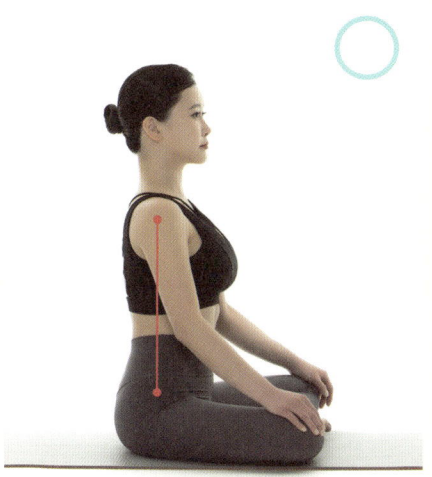

골반을 세우고 앉은 자세

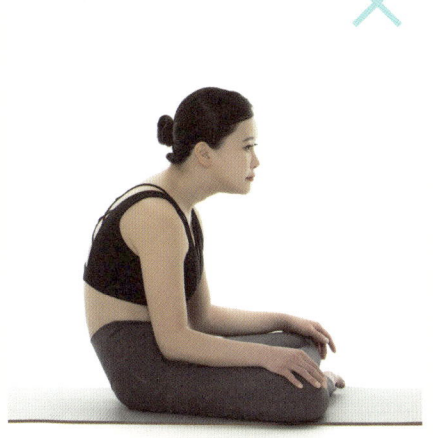

골반을 세우지 못하고 앉은 자세

 # 다리가 훔쳐간 골반 찾기

골반의 중립을 만들기 위해서는 다리가 스트레칭 되어야 한다. 뭉친 다리를 확실하게 풀 수 있는 동작이다.

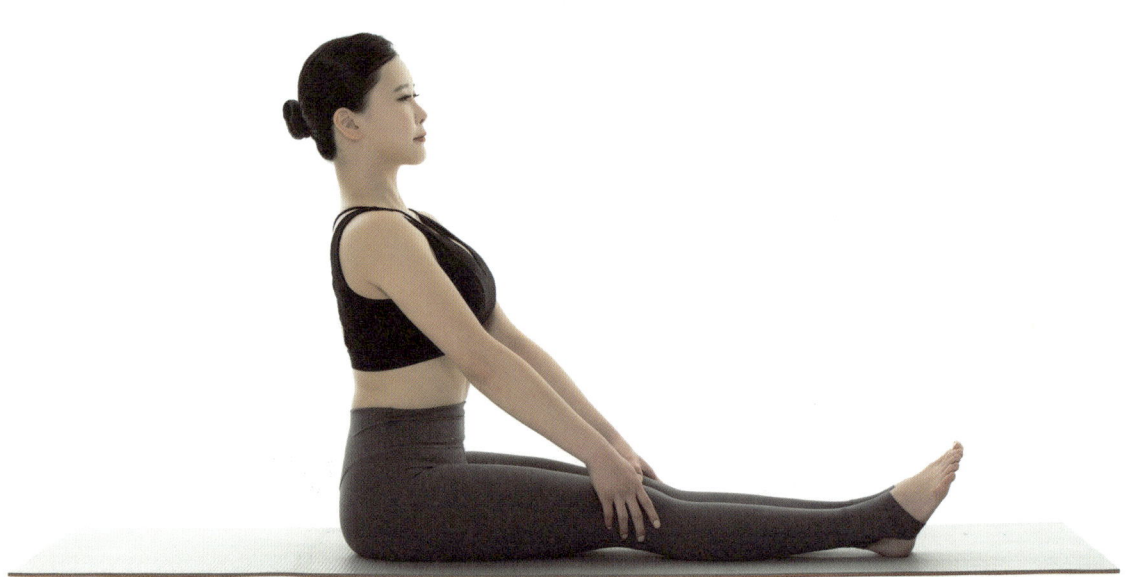

1 바닥에 앉아 다리를 앞으로 가능한 뻗는다. 골반의 균형을 잡고 상체를 세운다.

POINT 상체를 앞으로 숙이기 힘들다면 수건이나 밴드로 양발바닥을 감싼 후 양손으로 당긴다. 무릎이 접혀도 좋으니 골반을 세워 중립을 유지하는 데 집중하자.

2 상체를 앞으로 숙인다. 이때 등과 다리 후면의 자극을 느낀다. 10회 호흡한다.

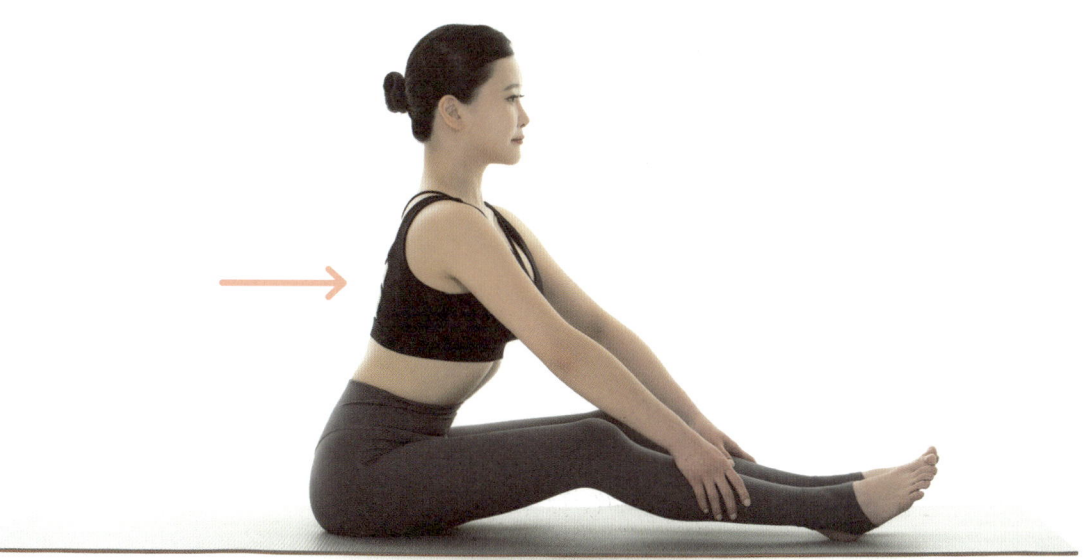

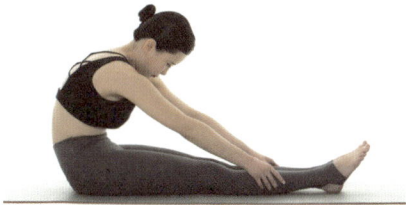

NG 골반의 균형을 생각하지 않고 상체만 숙이면 오히려 척추뼈가 굽어져 몸통의 근육이 뭉치게 된다.

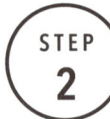

STEP 2   애플힙 만들기

고관절을 유연하게 해서 골반을 바로 세워줄 수 있는 동작이다.

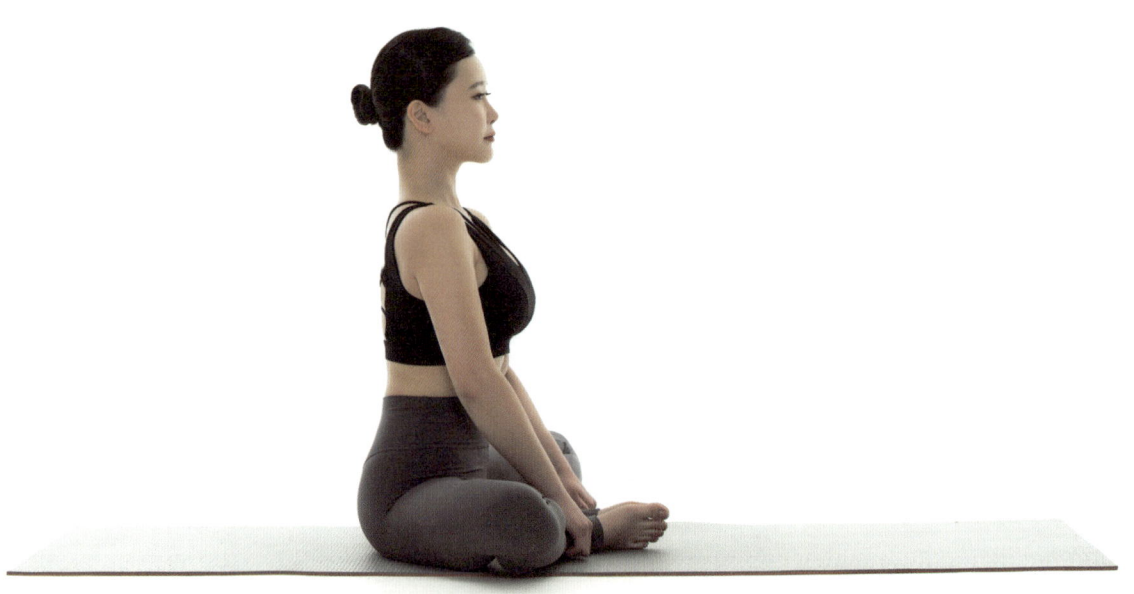

1 바닥에 앉아 발바닥을 맞대고 양무릎을 바깥쪽으로 내린다. 시선은 정면을 향한 채 골반의 균형을 잡고 상체를 세운다.

POINT 무릎을 바닥에 내리는 것이 중요한 것이 아니다. 먼저 골반의 균형을 잡고 상체를 세워 유지하다 보면 다리는 알아서 내려간다.

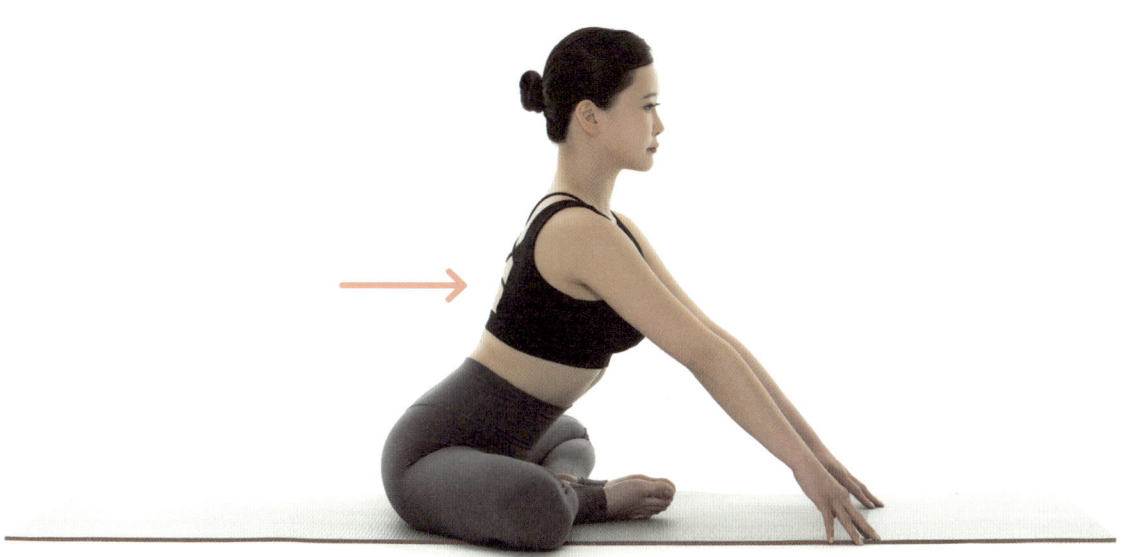

2 상체를 앞으로 숙이며 양손으로 바닥을 멀리 짚는다. 이때 등과 엉덩이, 다리가 당기는 자극을 느낀다. 10회 호흡한다.

 STEP 3

골반 속 노폐물 빼기

나비 자세의 응용 동작으로 다리를 스트레칭하는 효과가 있다.

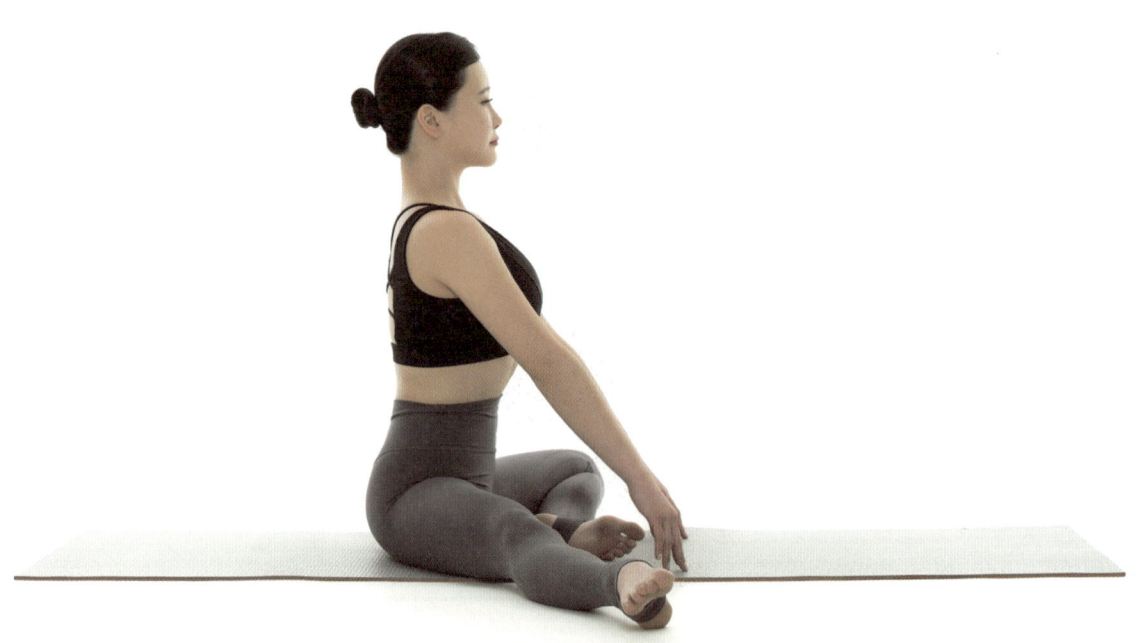

1 바닥에 양반다리로 앉아 한 발을 옆으로 뻗는다. 시선은 정면을 향한 채 골반의 균형을 잡고 상체를 세운다.

2 상체를 앞으로 숙이며 양손으로 바닥을 멀리 짚는다. 10회 호흡한다. 반대쪽도 똑같이 진행한다.

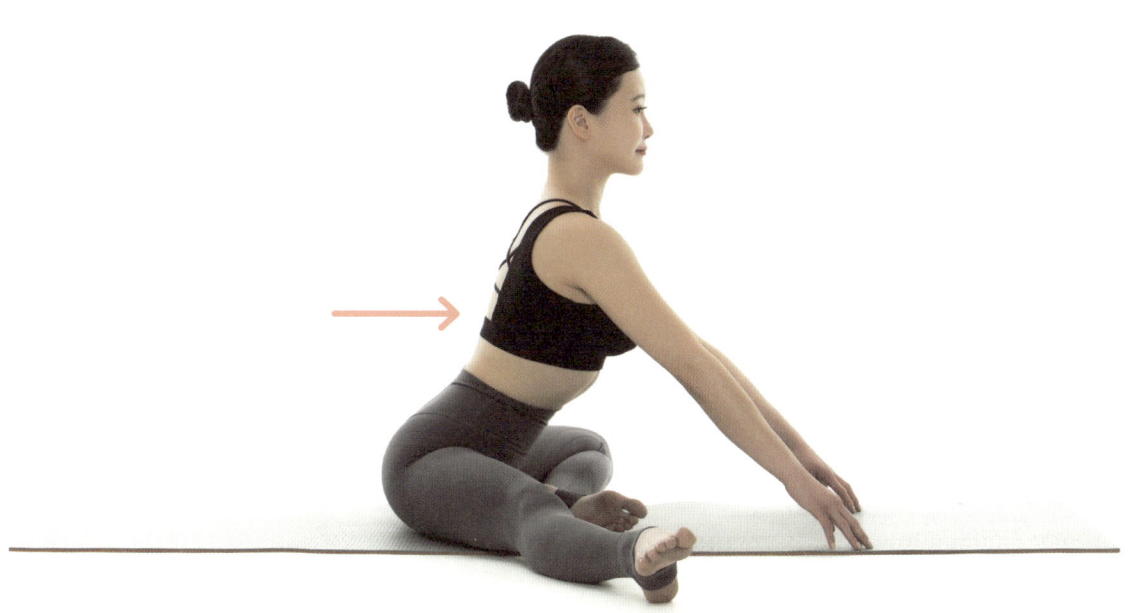

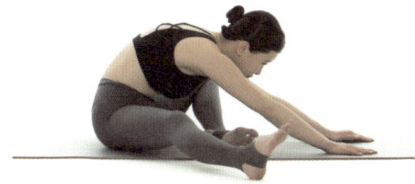

골반의 균형을 유지하지 않고 상체를 숙이는 것은 중요하지 않다. 허리와 등을 구부리며 시선이 땅을 향하면 효과를 볼 수 없다.

잠자는 골반 깨우기

골반과 허리를 움직이는 동작으로 고관절의 순환을 돕고 좌우 균형을 잡아준다.

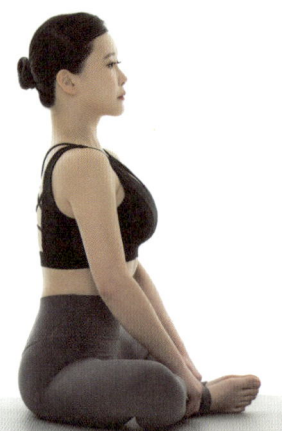

1 바닥에 앉아 양발바닥을 맞대고 양 무릎을 바깥쪽으로 내린다. 시선은 정면을 향한 채 골반의 균형을 잡고 상체를 세운다.

2 내쉬는 숨에 엉덩이를 안쪽으로 굴리며 꼬리뼈를 바닥에 댄다. 이때 엉덩이가 조여지는 느낌이 들고 골반과 엉덩이 바로 위 허리만 움직인다.

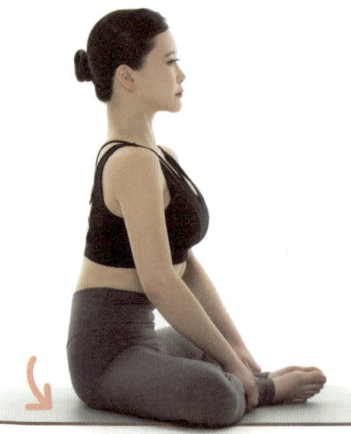

양손으로 양쪽 골반을 잡고 골반만 움직이는 데 집중한다. 한 손은 아랫배에 한 손은 엉덩이 바로 위 허리에 손을 얹어 상체 아래쪽만 움직이는지 확인하며 진행한다.

3 마시는 숨에 엉덩이를 바깥쪽으로 굴리며 골반을 바로 세워 1번 동작으로 돌아온다. 20회 반복한다.

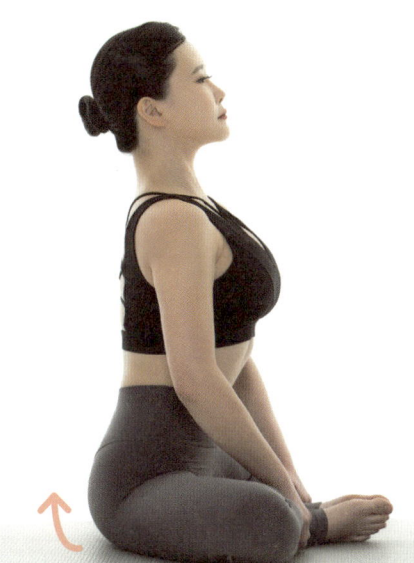

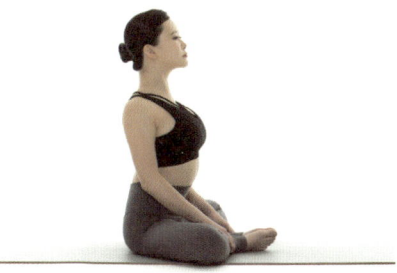

NG
가슴이 들리고 허리가 과도하게 꺾이면 고관절 회전의 효과를 볼 수 없다.

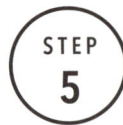 **힙업하기**

틀어져 굳은 골반을 개운하게 풀어주고 다리의 혈액순환을 돕는다.

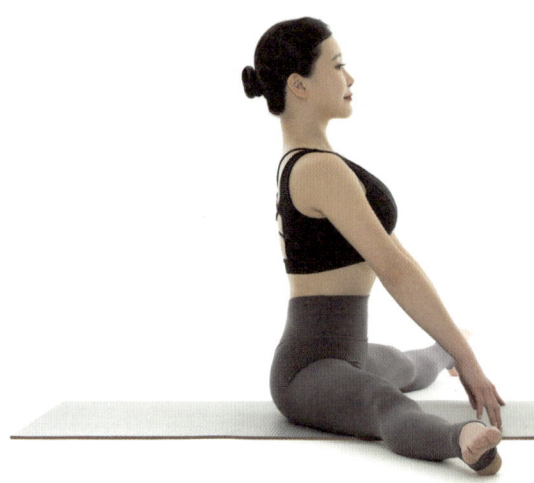

1 바닥에 앉아 양발을 좌우로 넓게 벌린다. 시선은 정면을 향한 채 골반의 균형을 잡고 상체를 세운다. 양손으로 바닥을 짚는다.

2 내쉬는 숨에 엉덩이를 안쪽으로 굴리며 꼬리뼈를 바닥에 댄다.

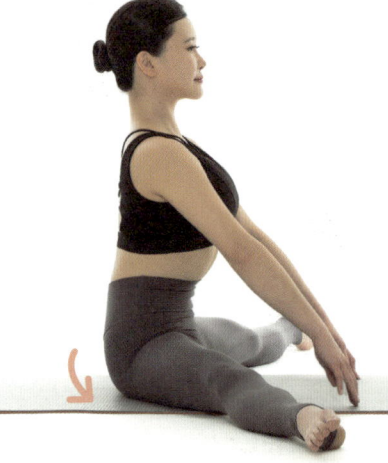

무릎을 접고 진행해도 무관하다. 다리를 다 펴지 않아도 좋으니 골반의 균형과 움직임에 집중하는 것이 포인트다. 손으로 바닥을 짚는 게 힘들다면 허벅지나 정강이를 잡고 진행한다.

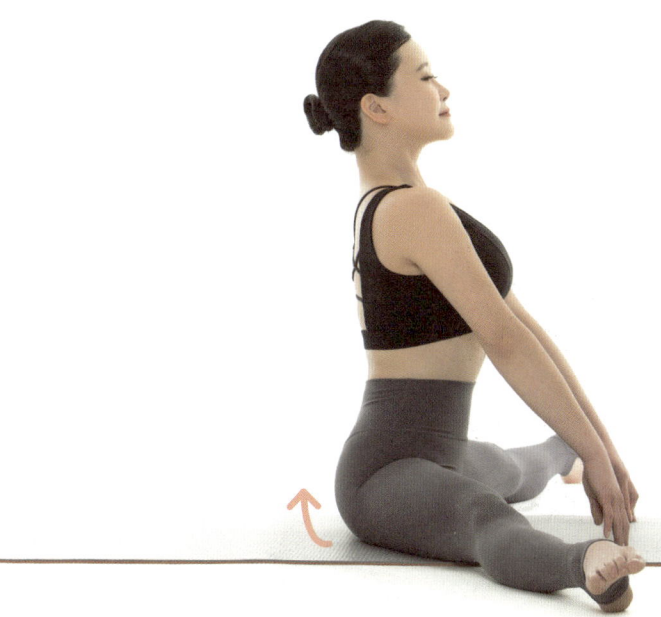

3 마시는 숨에 엉덩이를 바깥쪽으로 굴리며 골반을 바로 세워 1번 동작으로 돌아온다. 이때 등과 엉덩이, 다리가 당기는 자극을 느낀다. 20회 반복한다.

굳은 골반에 기름칠하기

골반 안쪽의 독소를 배출하고 좌골신경통을 해소할 수 있는 동작이다.

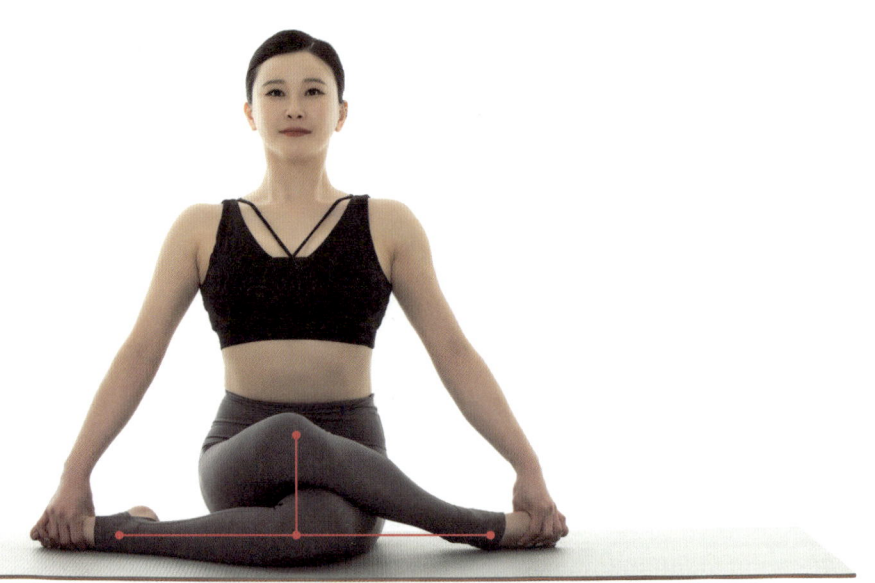

1 바닥에 양반다리로 앉아 오른쪽 무릎이 왼쪽 무릎 위로 가도록 포갠다. 시선은 정면을 향한 채 양발은 일직선상에 위치시키고 골반의 균형을 맞춘다. 마시는 숨에 상체를 바로 세운다.

POINT 잘 안 되는 방향은 한 번 더 진행한다.

2 내쉬는 숨에 상체를 숙인다. 이완되는 느낌이 들면 10회 호흡한다. 반대쪽도 똑같이 진행한다.

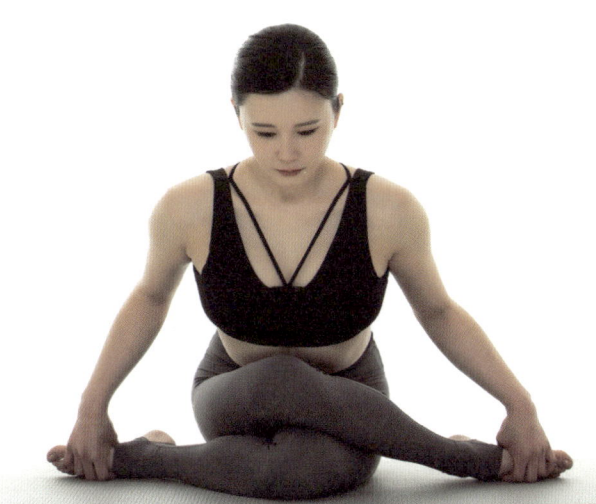

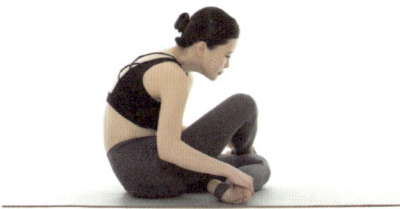

꼬리뼈부터 정수리까지 둥글게 말려 들어가지 않도록 주의한다. 양쪽 엉덩이가 똑같이 바닥에 닿게 한다.

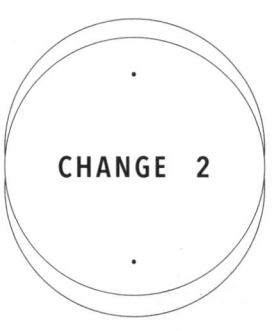

CHANGE 2

척추
한끗 다른 스트레칭

척추는 말 그대로 허리뼈와 등뼈라고 생각하면 쉬운데, 이 허리뼈와 등뼈만 바르게 세워도 몸은 건강해진다. 어떠한 경우든 척추의 S자 만곡을 유지하는 것이 가장 중요한 포인트이다.

척추가 굽거나 비틀리면 어떻게든 몸을 지탱하려고 배와 등의 근육과 관절들이 무리하게 된다. 그러는 동안 척추 주변 근육은 점점 약해지고 몸을 지탱하는 힘도 약해진다. 또한 바르지 못한 자세로 생활을 지속하면 척추에 분포한 신경이 내장까지 악영향을 주고 신경통을 일으킨다. 반대로 척추가 세워지면 척추 주변의 근육과 관절에 부담이 덜해지니 몸이 가벼워지고 내장도 건강해진다.

척추가 굽었다면 어떤 운동을 해도 자세의 불균형을 악화시킬 뿐이다. 척추를 바로 세워 건강한 몸과 마음을 만들어보자.

몸은 척추를 따라간다

척추는 꽃에 비유했을 때 꽃의 줄기 즉 우리 몸의 기둥이다. 꽃의 줄기가 힘없이 기울어져 있다고 생각해보자. 뿌리에서부터 꽃망울까지 영양분이 제대로 전달이 되고 꽃을 피울 수 있을까?

우리 몸도 마찬가지이다. 척추의 모양은 만곡을 이루고 있어야 한다. 그런데 중력과 잘못된 생활 습관으로 인해 척추가 원래의 모습을 잃게 되고 거기에 따라서 다른 부위도 위치를 잃게 된다.

등은 원래 굽었다

척추는 옆에서 봤을 때 일직선의 형태가 아닌 활 모양으로 굽은 곡선 형태를 이루고 있다. 목뼈는 경추라고 하며 7개, 등뼈는 흉추라고 하며 12개, 허리뼈는 요추라고 하며 5개로 이루어져 있다. 옆에서 봤을 때 S자 곡선이 두 번 반복되어야 제대로 된 정렬이라고 할 수 있다.

그동안 어디서부터가 등이고 어디서부터가 허리인지조차 제대로 몰랐기 때문에 바른 자세를 잡고 싶어도 잡을 수 없었다. 등뼈와 허리뼈만 제자리를 찾아도 목뼈는 알아서 제자리를 찾아간다.

운동을 배우러 갔을 때 들었던 "등을 펴요", "허리를 펴요"라는 말은 모두 틀렸다. 우리의 등은 원래 굽었기 때문이다. 굽은 등을 펴라고 하면 사람들은 그냥 등을 뒤집어 까버린다. 원래 굽은 등이 더 굽어 들어가 있는 상태에서 뒤집어 까버리면 등이 아닌 허리뼈가 잘못된 자세로 인해 눌리게 되고 척추뼈의 정렬도 오히려 무너져 버린다. 다음 동작을 통해 척추뼈의 위치를 제대로 파악해보자.

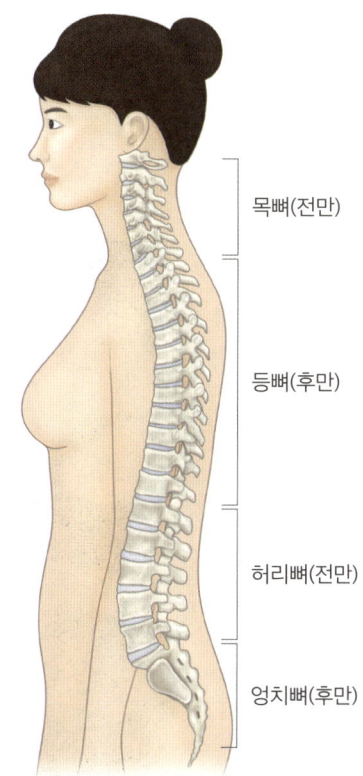

척추 구조

 # 배불뚝이 놀이

배에 힘을 주면 허리뼈가 제 위치를 벗어난다. 그러므로 배에 긴장을 풀어 허리뼈가 제 위치에 오도록 해야 한다. 이 운동은 배에 셀룰라이트를 없애고 허리의 힘을 기르는 동작이다.

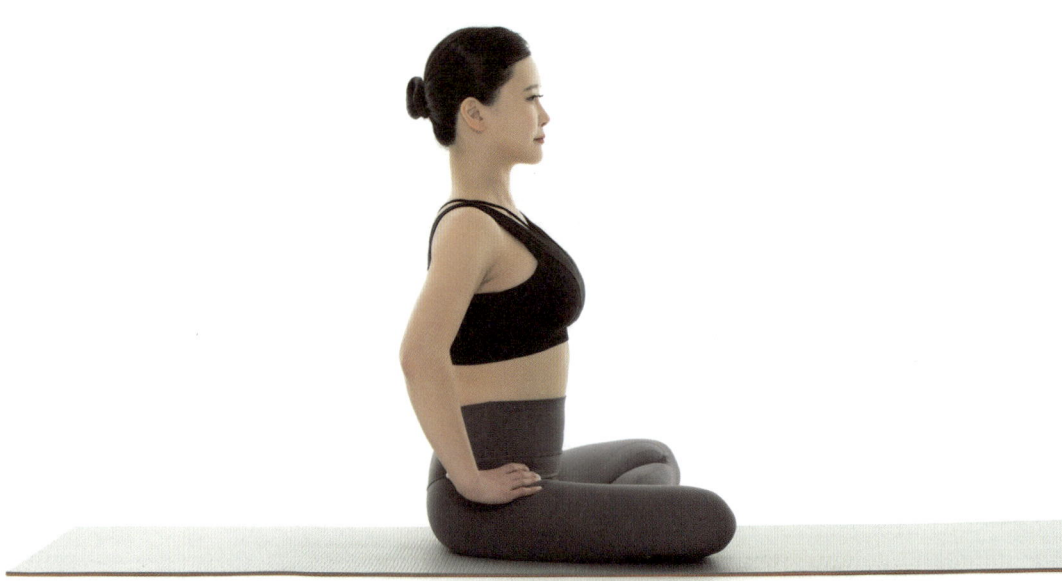

1 바닥에 양반다리로 앉아 골반의 균형을 잡는다. 시선은 정면을 향한 채 상체를 세운다. 배에 완전히 힘을 뺀 상태로 숨을 마신다.

2 내쉬는 숨에 배를 부풀린다. 20회 반복한다.

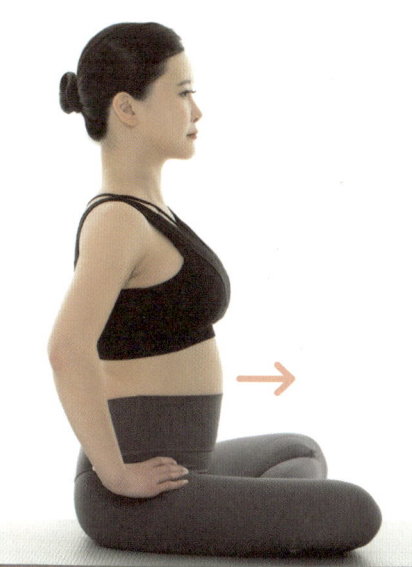

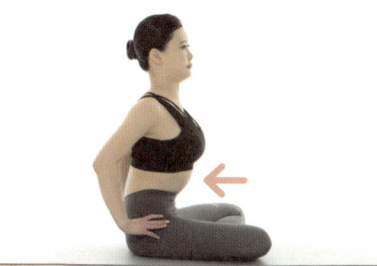

NG

배에 억지로 힘을 주면 허리뼈가 뒤로 밀려 나간다. 풍선을 불듯이 배를 부풀려야 척추를 바로 세울 수 있다.

 ## STEP 2 허리 라인 만들기

등과 허리를 명확히 구분하기 어려워하는 사람들이 많다. 이 동작은 허리뼈의 위치를 제대로 알 수 있는 동작이다. 허리뼈를 잘 움직여야 날씬한 배와 잘록한 허리 라인을 만들 수 있으니 등이 아닌 허리를 움직여보자.

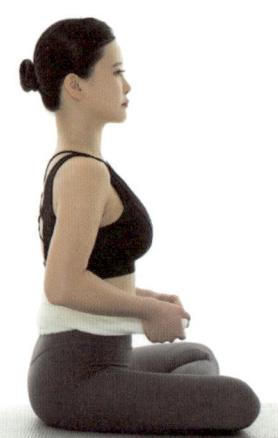

1. 바닥에 양반다리로 앉아 골반의 균형을 잡는다. 시선은 정면을 향한 채 수건을 엉덩이 바로 위에 댄다.

2. 내쉬는 숨에 엉덩이를 안쪽으로 굴린다.

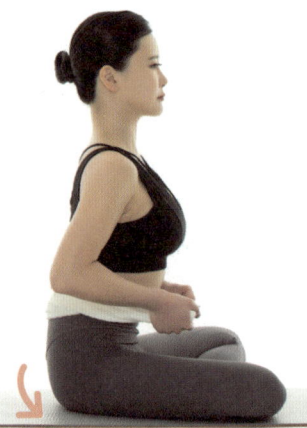

허리는 생각보다 아래에 있으니 등과 허리를 잘 구분해야 한다. 수건 밑에 허리만 움직이는지 확인하며 진행한다.

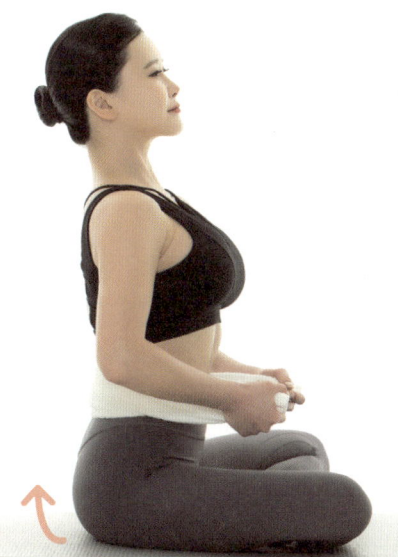

3 마시는 숨에 엉덩이를 바깥쪽으로 굴리며 수건을 당겨 허리를 쏙 집어넣는다. 20회 반복한다.

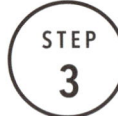

STEP 3 엄마바위 아기바위

엄마바위는 갈비뼈와 연결된 등뼈이고 아기바위는 허리뼈이다. 아기바위가 안전하게 놀 수 있도록 엄마바위가 위에서 지탱해준다고 생각하며 진행하자. 등뼈와 허리뼈를 구분지어보는 동작이다.

1 바닥에 양반다리로 앉아 골반의 균형을 잡는다.

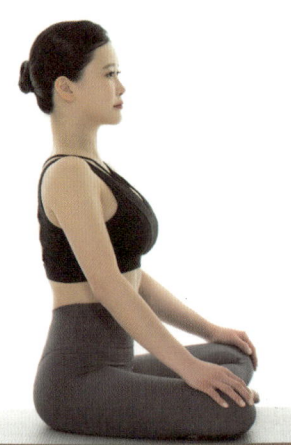

2 양손으로 갈비뼈를 감싸고 숨을 가득 마신다. 마시는 숨에 갈비뼈(엄마바위)를 위로 끌어 올린다.

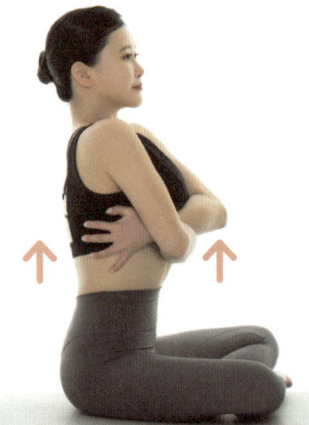

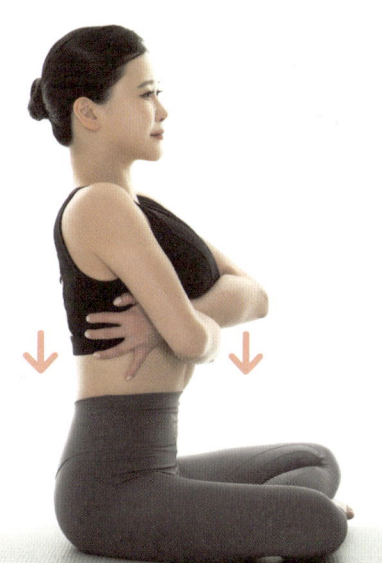

3 내쉬는 숨에 갈비뼈(엄마바위)를 내린다. 20회 반복한다.

몸통 줄이기

STEP 4

기지개 펴기는 척추 사이사이를 열어서 몸통이 얇아지는 효과가 있다.

1 바닥에 양반다리로 앉아 골반의 균형을 잡는다. 양손을 깍지 껴 머리 위로 올린다.

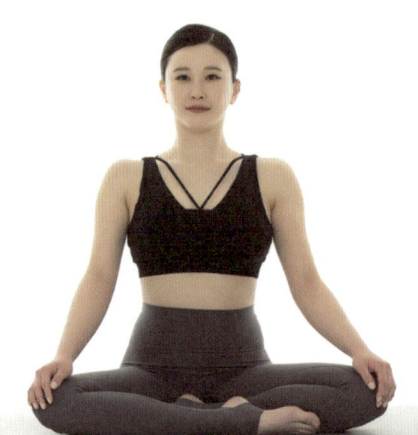

2 마시는 숨에 몸통을 위로 끌어 올린다. 이때 몸통이 전체적으로 길어지는 느낌이 든다.

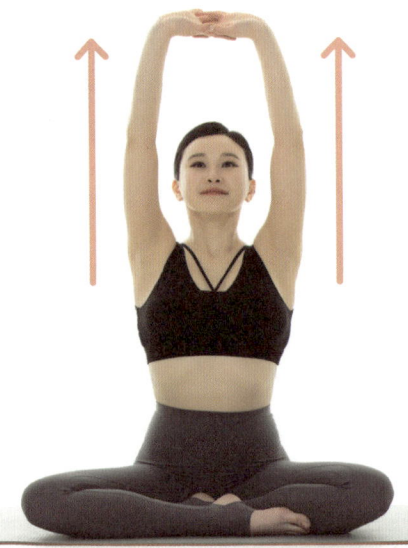

3 몸을 끌어 올린 상태에서 숨을 끝까지 내쉰다. 10회 호흡한다.

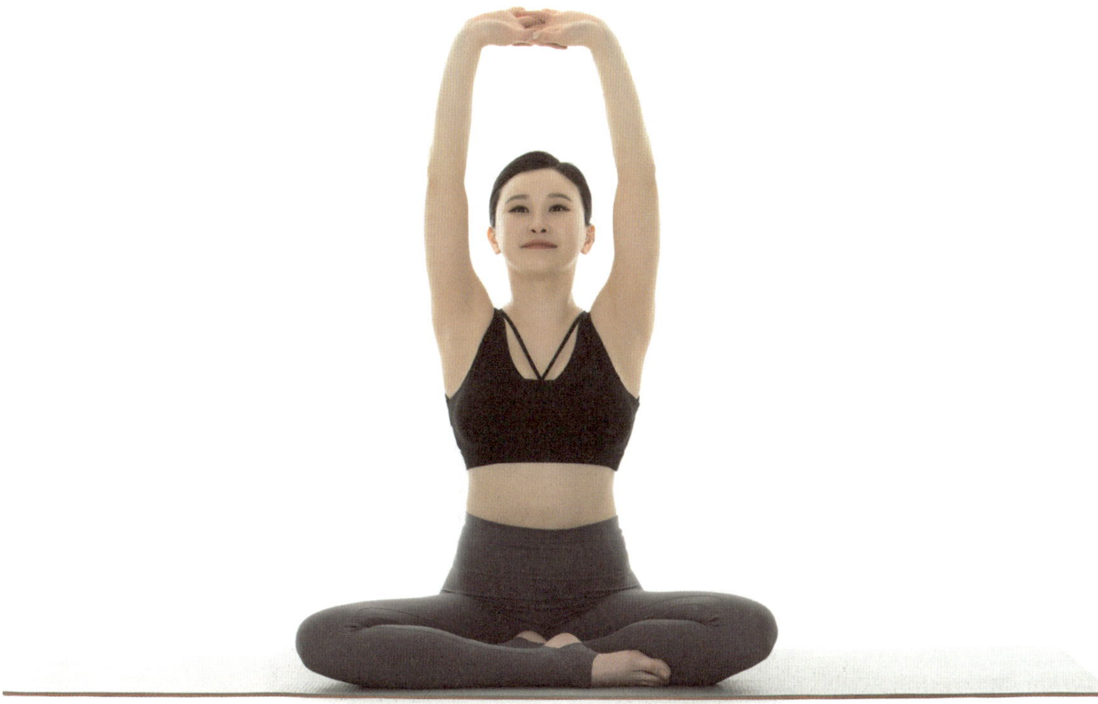

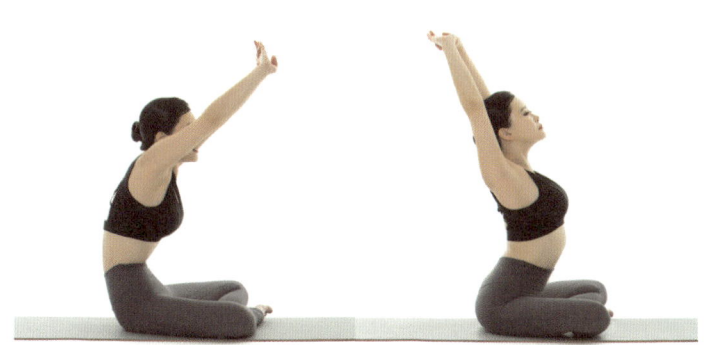

NG

어깨가 들리거나 등이 굽지 않도록 한다. 등을 뒤집어 가슴이 들리고 허리가 과도하게 꺾이지 않도록 한다.

옆구리 살 빼기

옆구리를 최대한 늘여 척추뼈의 가동 범위를 넓히고 날씬한 옆구리를 만들 수 있는 동작이다.

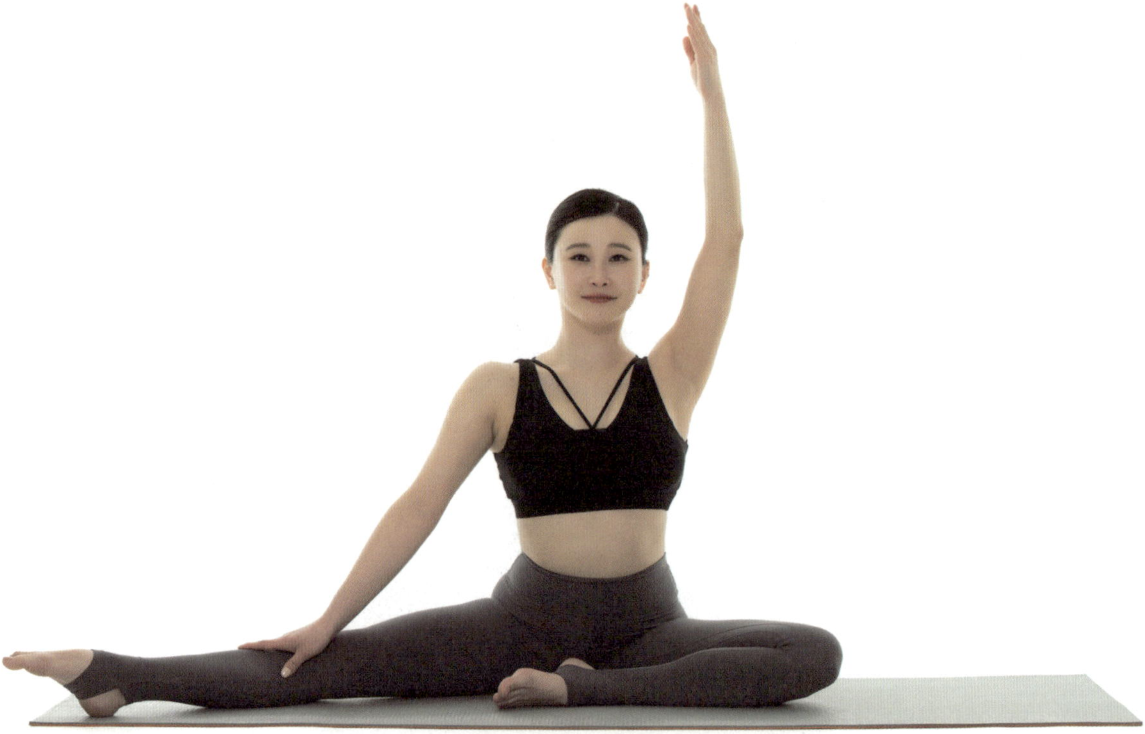

1 바닥에 양반다리로 앉아 골반의 균형을 잡는다. 오른발을 옆으로 뻗고 왼손을 귀 옆으로 뻗는다.

2 내쉬는 숨에 시선은 위를 보며 상체를 오른쪽으로 기울여 숙인다. 오른손은 정강이나 발가락을 잡는다. 10회 호흡하고 마시는 숨에 가운데로 돌아온다. 3세트 반복하고 반대쪽도 똑같이 진행한다.

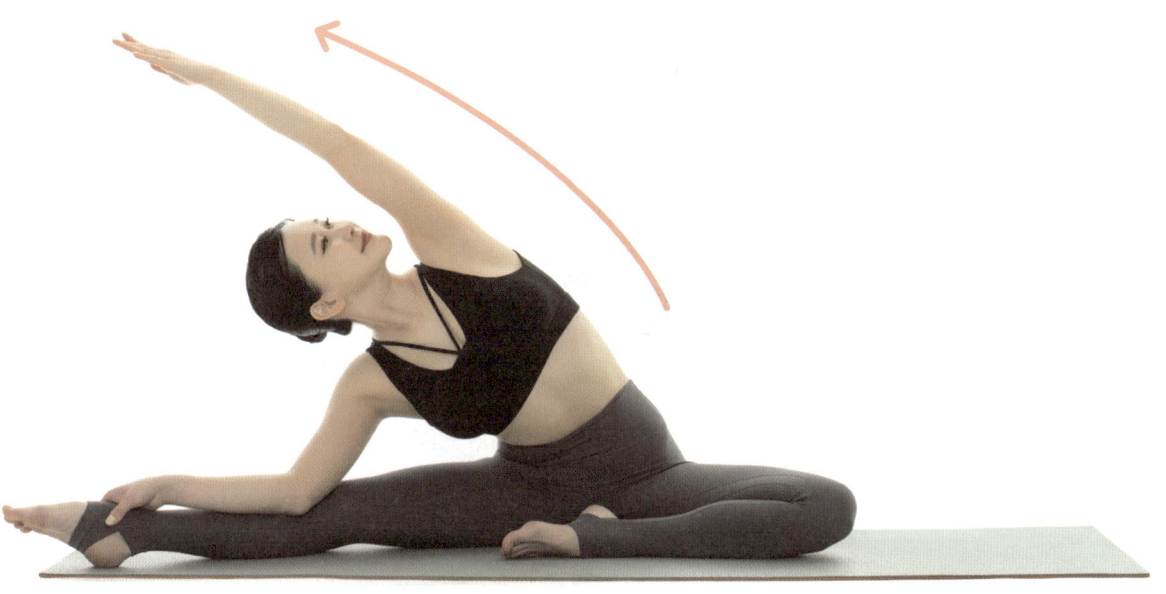

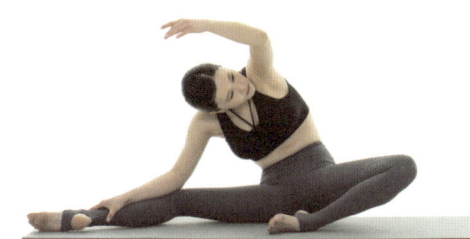

NG
어깨가 올라가거나 접은 다리의 무릎이 뜨지 않도록 주의하며 내려간다. 자세를 잡기 힘들다면 수건이나 밴드로 뻗은 발을 감싼 후 한 손으로 당긴다.

척추 마디마디를 깨워서 독소 빼기

척추 사이의 근육이 강화되어 날렵한 보디 라인을 만들 수 있는 동작이다. 유연성도 키울 수 있다.

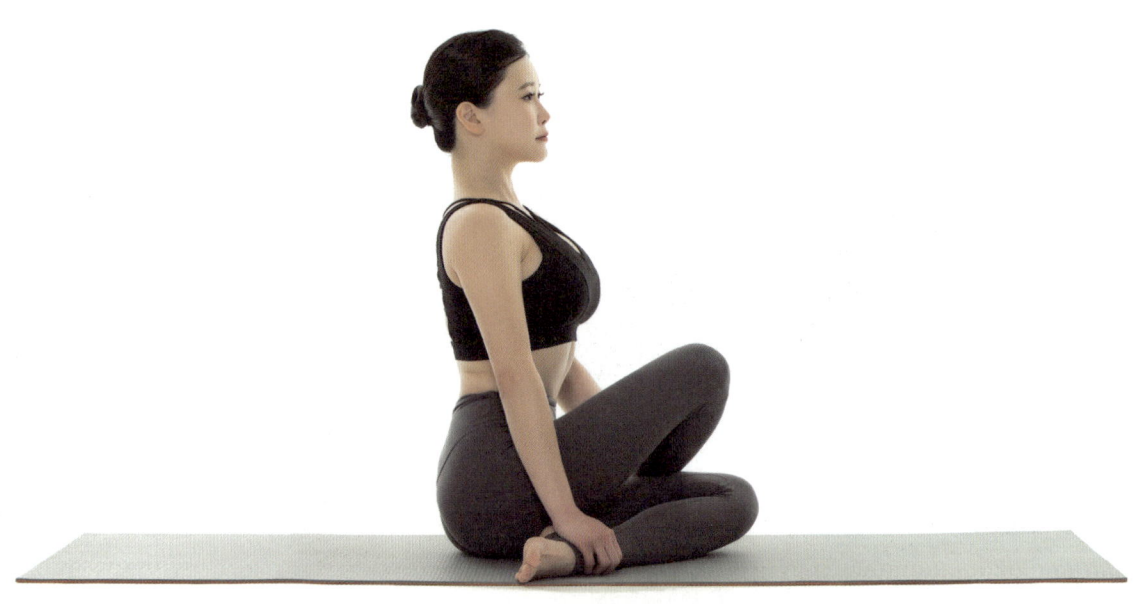

1 바닥에 양반다리로 앉아 오른쪽 무릎이 왼쪽 무릎 위로 가도록 포갠다. 시선은 정면을 향한 채 양발은 일직선상에 위치시키고 골반의 균형을 잡는다. 마시는 숨에 상체를 바로 세운다.

POINT 상체를 회전하는 것이 힘들다면 다리를 엇갈려 포개는 굳은 골반에 기름칠하기(p.74 참고)에서 골반의 균형을 잡고 척추를 바로 세우는 데 집중해보자. 본 동작이 잘 된다면 세운 무릎에 팔을 대고 상체를 회전시킨다.

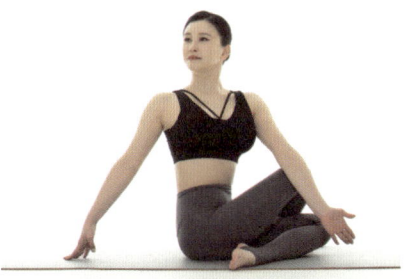

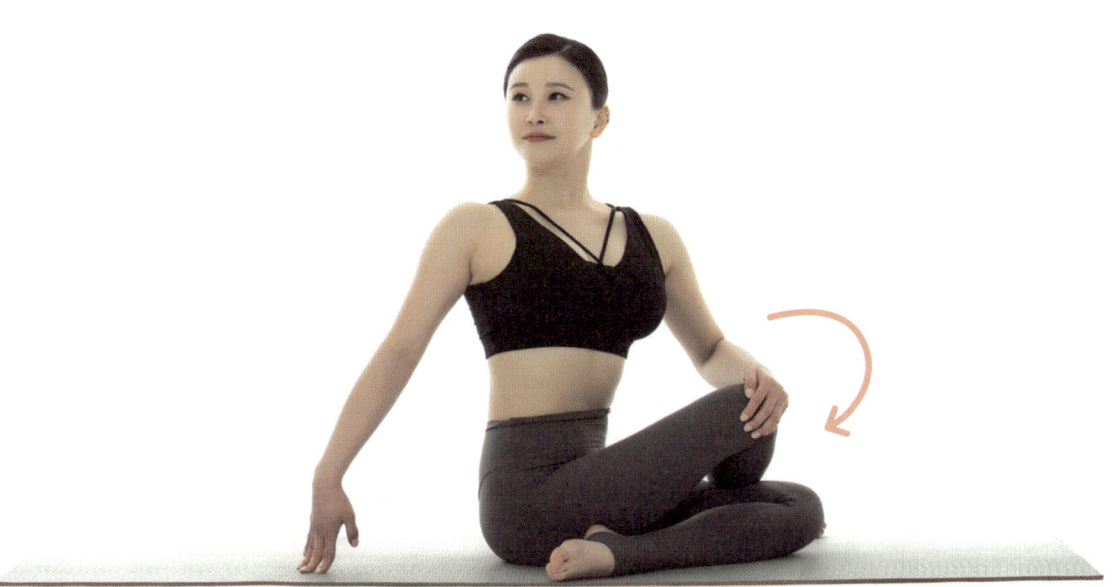

2 왼손으로 오른쪽 무릎을 잡고 오른쪽으로 상체를 회전시킨다. 시선도 따라가 멀리 바라본다. 10회 호흡한다. 3세트 반복하고 반대쪽도 똑같이 진행한다.

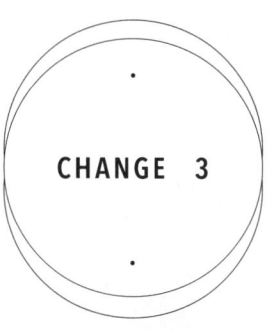

CHANGE 3

갈비뼈
한끗 다른 스트레칭

호흡과 갈비뼈는 밀접한 관계가 있다. 호흡하는 폐는 근육이 없는데 폐가 호흡할 수 있도록 도와주는 작용을 하는 것이 흉곽, 즉 갈비뼈와 횡격막이기 때문이다. 폐를 둘러싸고 있는 갈비뼈를 크게 벌리면 횡격막이 아래로 내려가면서 몸통 내부의 공간이 넓어진다. 이때 몸통 내부의 압력이 대기압보다 낮아지면서 바깥의 공기가 폐 속으로 들어온다. 이것을 들숨이라고 한다. 반대로 갈비뼈가 원래의 자리로 돌아오면 횡격막이 위로 올라가면서 몸통 내부의 공간이 좁아진다. 이때 몸통 내부의 압력이 대기압보다 높아지면서 폐 속의 공기가 바깥으로 빠져나간다. 이것을 날숨이라고 한다. 들숨과 날숨을 반복하면 '호흡'이 된다.

스트레스와 과도한 근육 운동, 잘못된 자세 등으로 인해 갈비뼈를 둘러싼 근막과 근육들이 딱딱하게 굳고 뭉쳐져 유연성이 저하되어 있다면 호흡이 제대로 되지 않는다. 갈비뼈와 횡격막이 부드럽게 움직일 수 없기 때문에 들숨을 쉴 때 몸통이 부드럽게 움직이지 않아 자신도 모르게 몸에 긴장하고 힘을 주게 된다. 이러한 상황이 반복되면 흉부는 물론, 복부도 점점 단단하게 굳는 것이다. 또 인체 내부에 필요한 산소가 충분히 공급되지 못해 신진대사가 원활하지 못하게 되면 혈액 순환에 장애가 생기고 이로 인해 염증의 가장 큰 원인인 활성산소까지 발생한다. 따라서 '바르게 앉아서 숨쉬는 연습'을 통해서 갈비뼈의 움직임을 유연하게 만들어보자.

호흡으로 몸에 마사지를 한다고?

갈비뼈로 이루어진 흉곽은 둥근 새장처럼 생겼다. 갈비뼈 사이사이는 다양한 근육들과 근막들로 이루어져 갈비뼈를 열어주고 모아주는 역할을 한다. 그런데 바르지 못한 자세로 살면서 근육들이 제 역할을 하지 못하니 찌그러진 캔처럼 구겨져 숨을 제대로 쉬지 못하게 된다. 호흡이 제대로 안 되면 혈액 순환도 안 되어 빠지려던 살도 빠지지 않는다. 갈비뼈 근육의 가동 범위를 넓혀 호흡해 혈액 순환이 되고 기초대사량까지 높아지면서 에너지 소비를 할 수 있게 해보자.

근육이 굳어지면 체형과 자세도 망가진다. 이 근육을 풀기 위해서는 마사지와 스트레칭을 해야 한다. 그런데 갈비뼈를 사용해 숨을 쉬면 호흡의 범위가 넓어져서 굳은 근육을 마사지하듯 풀어주는 효과를 볼 수 있다. 호흡만 잘 하면 별다른 운동이 필요 없이 날씬한 몸을 갖게 되는 것이다(p.98 참고).

11번, 12번 갈비뼈는 어디로 숨었을까?

갈비뼈는 좌우 양쪽에 각 12개씩 있고 그중 1번부터 10번까지는 (쇄골 중앙에서부터 명치까지 이어지는 가슴 앞의 뼈) 등뼈와 앞뒤로 붙어 있다. 그렇다면 나머지 11번, 12번 갈비뼈는 어디에 있을까? 불쌍하게도 등 가장 아래쪽에 앙상하게 숨어있다.

우리의 갈비뼈는 생각보다 아래까지 이어져 있다. 그래서 뒤쪽 등뼈에만 붙어있는 11번, 12번 갈비뼈가 지지를 충실하게 해주어야 한다. 숨어있는 양옆 총 4개의 갈비뼈를 더 숨기게 되면 옆구리가 통자 라인으로 바뀌게 되기 때문이다. 11번, 12번 갈비뼈를 소생시키지 않으면 그 주위 살들은 점점 두꺼워져 둔해지고 뒤에서 봤을 때는 보기 흉한 살겹침까지 보이게 된다.

  나이가 들어 나잇살이 찐다는 것이 바로 이런 이유 때문이다. 바르지 못한 자세로 모든 관절이 눌려 갈비뼈 사이사이 독소가 쌓이면서 몸통이 두꺼워지는 것이다. 갈비뼈의 기능을 상실한 채 백날 옆구리 운동을 하고 다이어트를 해봤자 잘록한 허리 라인은 꿈도 꿀 수 없다.

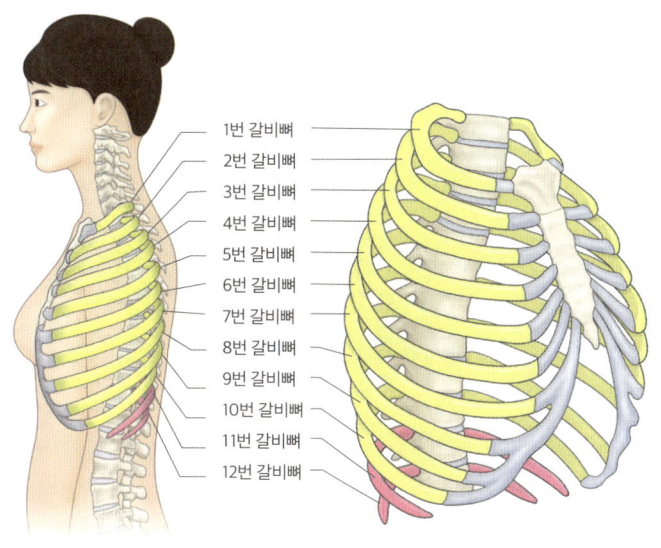

갈비뼈 구조

STEP 1 셀룰라이트 제거하기

대부분의 사람이 폐활량의 1/10도 사용하지 못하고 있는데, 이는 긴장 때문이다. 긴장을 풀고 숨을 편안하게 쉬어보자.

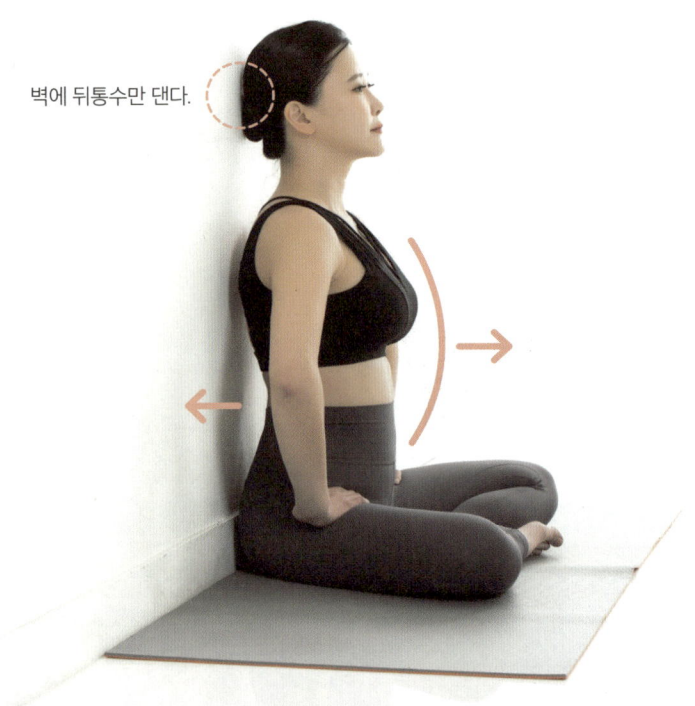

벽에 뒤통수만 댄다.

1 바닥에 양반다리로 앉아 벽에 기대 골반의 균형을 잡고 상체를 세운다. 배를 내민다는 느낌으로 완전히 힘을 뺀다. 마시는 숨에 배꼽이 앞으로 튀어나올 정도로 몸통을 부풀린다.

2 입으로 천천히 숨을 내쉰다. 10회씩 5세트 반복한다.

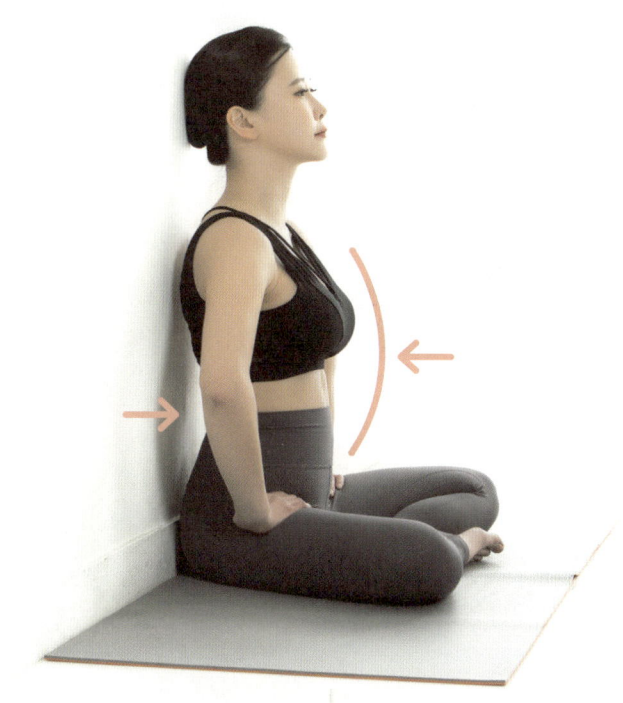

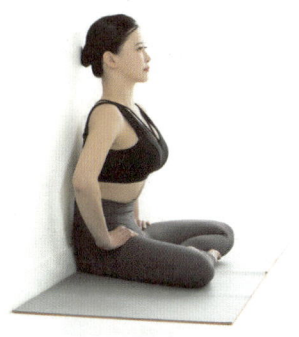

NG

배에 힘을 주면 긴장이 풀리지 않아 편안한 호흡을 할 수 없다. 호흡할 때 몸통을 들지 않도록 주의한다.

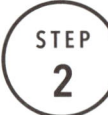
갈빗살 빼기

폐는 근육을 풀어주는 역할을 하니 긴장을 풀고 폐로 들숨과 날숨을 느끼며 천천히 호흡해보자.

1 바닥에 양반다리로 앉아 벽에 뒤통수만 기대 골반의 균형을 잡고 상체를 세운다. 배에 힘을 빼고 양손으로 갈비뼈를 감싼다.

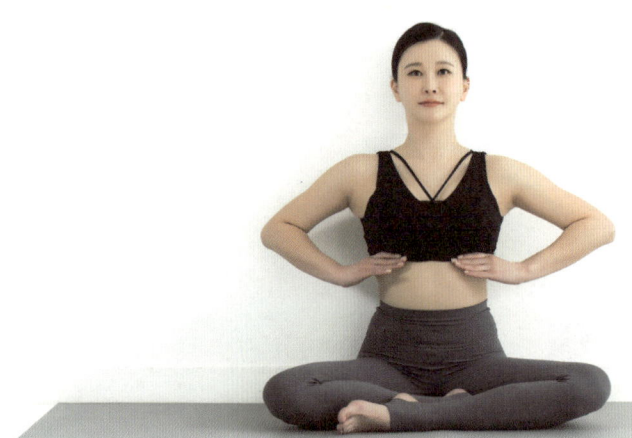

2 얼굴과 목에 긴장을 풀고 코로 숨을 들이마신다. 이때 갈비뼈가 좌우로 커지는 것을 느낀다.

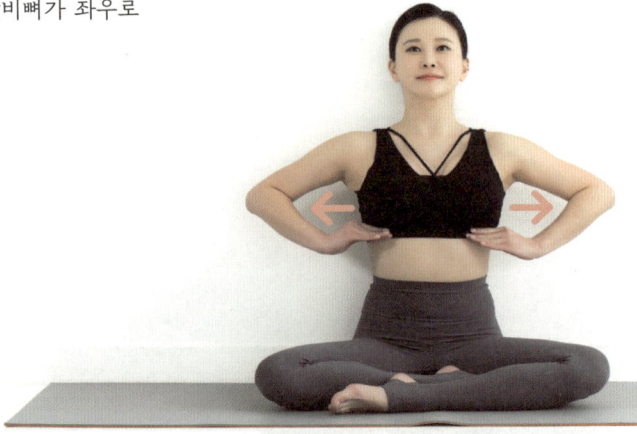

3 입으로 천천히 숨을 내쉰다. 이때 갈비뼈가 모이는 것을 느낀다. 폐가 두 개의 풍선이라고 상상하며 호흡한다. 10회씩 5세트 반복한다.

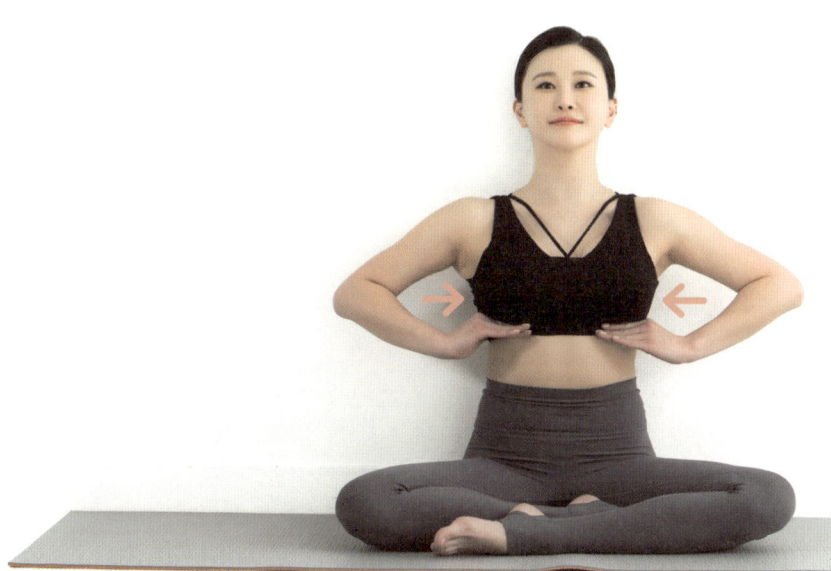

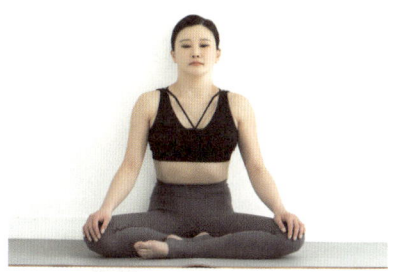

NG
숨을 들이마실 때 가슴을 들지 않도록 한다. 숨을 내쉴 때 배에 힘을 주지 않도록 한다.

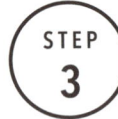 **등살 빼기**

등은 원래 뒤로 굽어있는 후만의 형태인데 중력으로 인해 점점 더 굽은 형태가 된다. 그러다 보니 등을 구성하는 갈비뼈 사이의 근육들도 균형을 잃게 된다. 이 동작은 등과 갈비뼈의 긴장을 완전히 풀어주고 등과 어깨, 목의 통증을 해결하며 등살 제거에도 효과적이다.

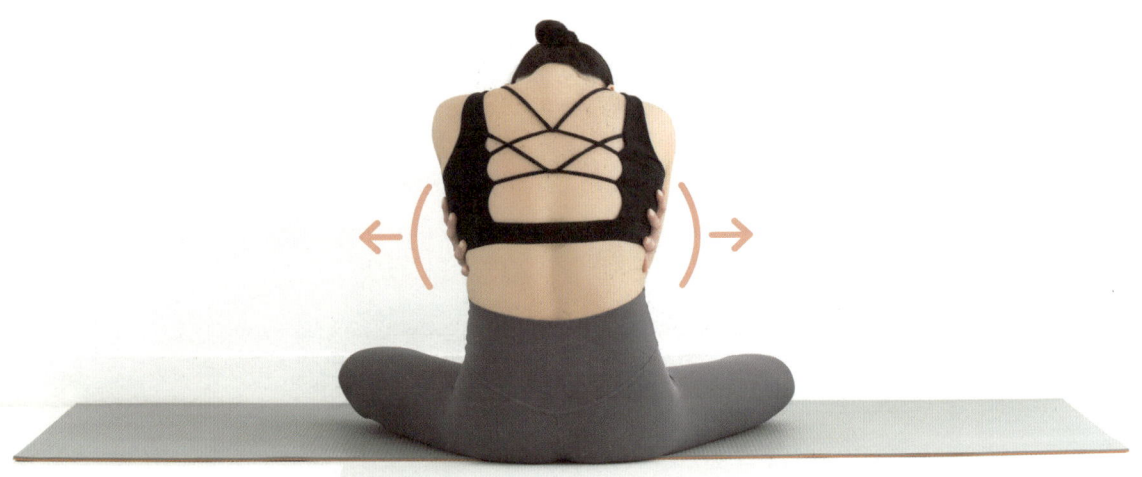

1 바닥에 양반다리로 앉아 골반의 균형을 잡는다. 등과 머리를 앞으로 숙인 뒤 양팔을 엇갈려 접어 뒤쪽 갈비뼈를 손바닥으로 감싼다. 코로 숨을 최대한 들이마신다. 이때 등이 커지는 것을 느낀다.

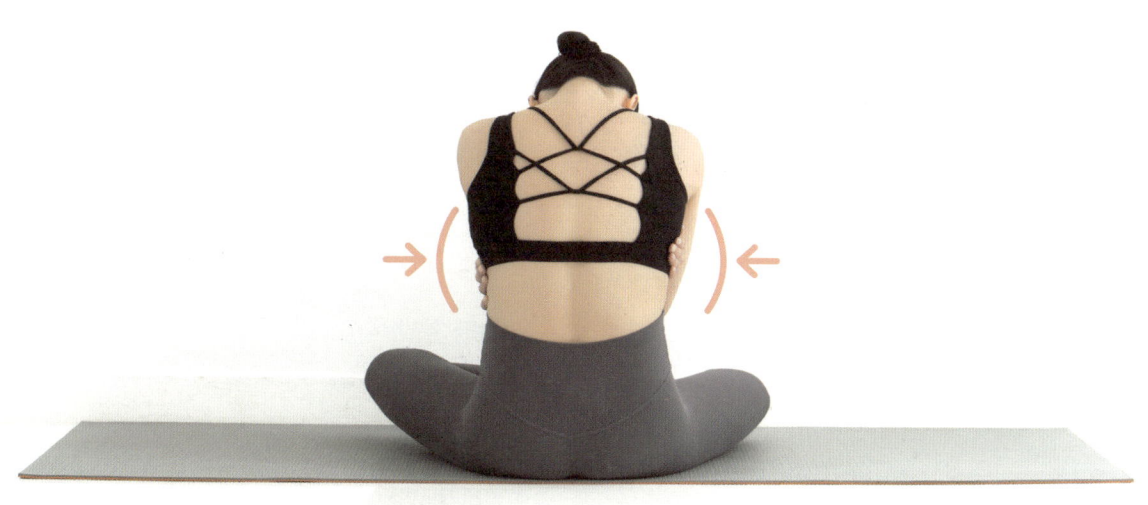

2 입으로 숨을 내쉰다. 10회씩 5세트 반복한다.

클러치백 들고 승모근 없애기

겨드랑이를 들고 팔 근육을 사용하며 호흡하는 동작을 통해 림프절의 순환을 돕는다. 어깨에 뭉친 승모근을 없앨 수 있고 겨드랑이와 팔의 군살도 제거하는 효과가 있다.

1 바닥에 양반다리로 앉아 벽에 기대 골반의 균형을 잡고 상체를 세운다. 양손바닥을 허벅지에 올리고 겨드랑이 사이에 클러치백을 끼워 넣었다는 느낌으로 팔을 살짝 든다.

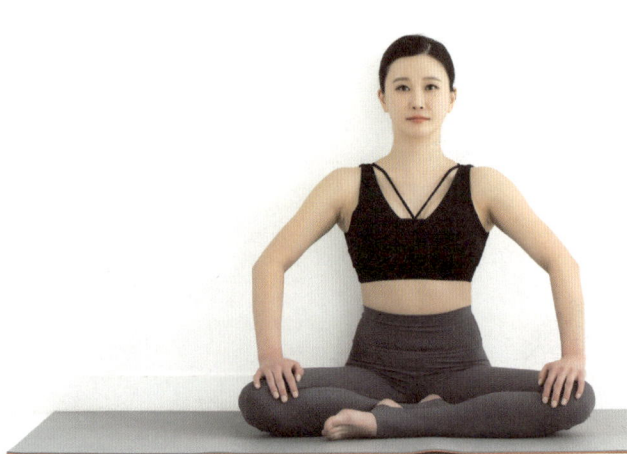

2 고개를 살짝 들고 코로 숨을 마신다. 이때 갈비뼈가 좌우로 커지는 것을 느낀다.

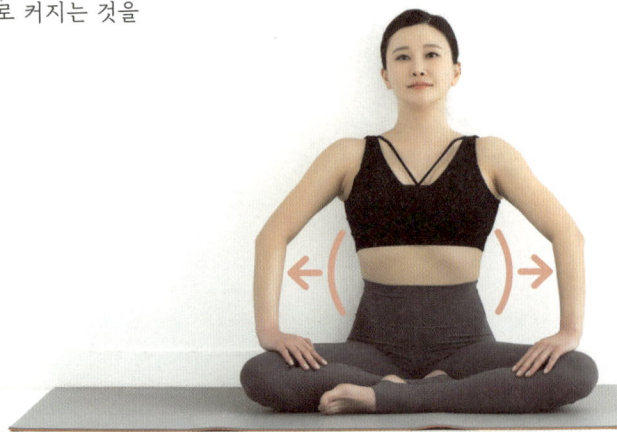

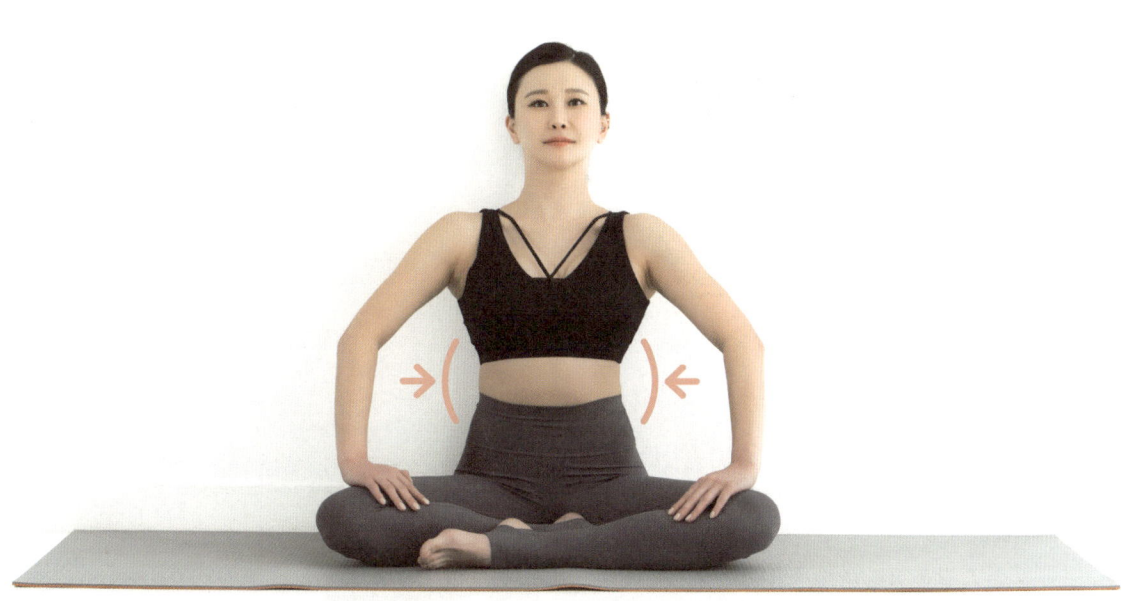

3 입으로 숨을 내쉰다. 10회씩 5세트 반복한다.

STEP 5 굽은 등 펴기

가슴 근육을 활성화하고 굽은 등을 해소할 수 있는 동작으로 '앉아서 하는 플랭크'라고 할 수 있다. 동작을 반복하면 두꺼워진 몸통이 날렵해지는 효과도 얻을 수 있다.

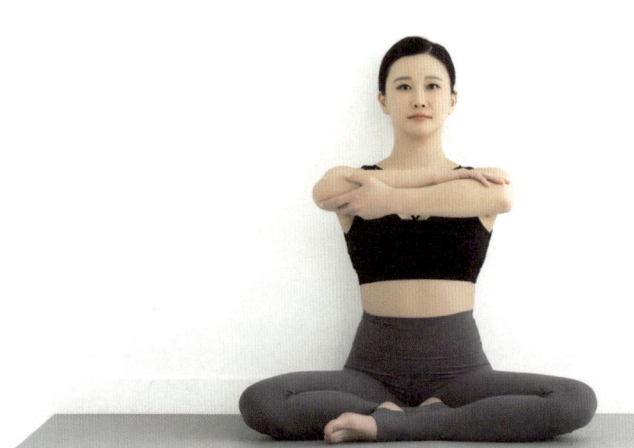

1 바닥에 양반다리로 앉아 벽에 기대 골반의 균형을 잡고 상체를 세운다. 어깨 높이로 팔을 앞으로 뻗고 양손으로 반대편 팔뒤꿈치를 잡는다. 정면에서 봤을 때 어깨와 쇄골 라인이 보인다.

2 마시는 숨에 고개를 들고 갈비뼈를 최대한 위로 끌어 올린다. 이때 가슴을 열고 팔은 고정한 채 몸통만 천장으로 끌어 올린다.

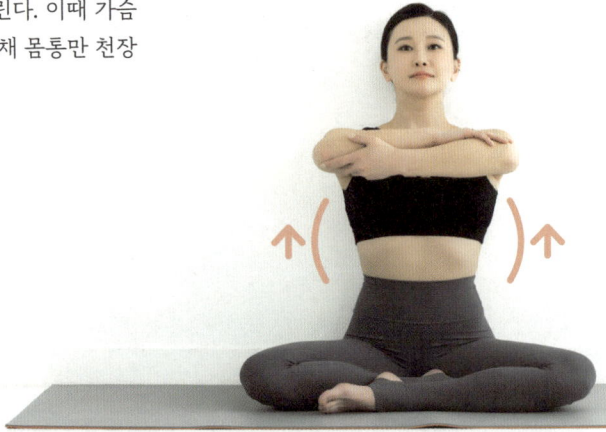

3 2번 상태를 유지하며 숨을 내쉰다.
10회씩 5세트 반복한다.

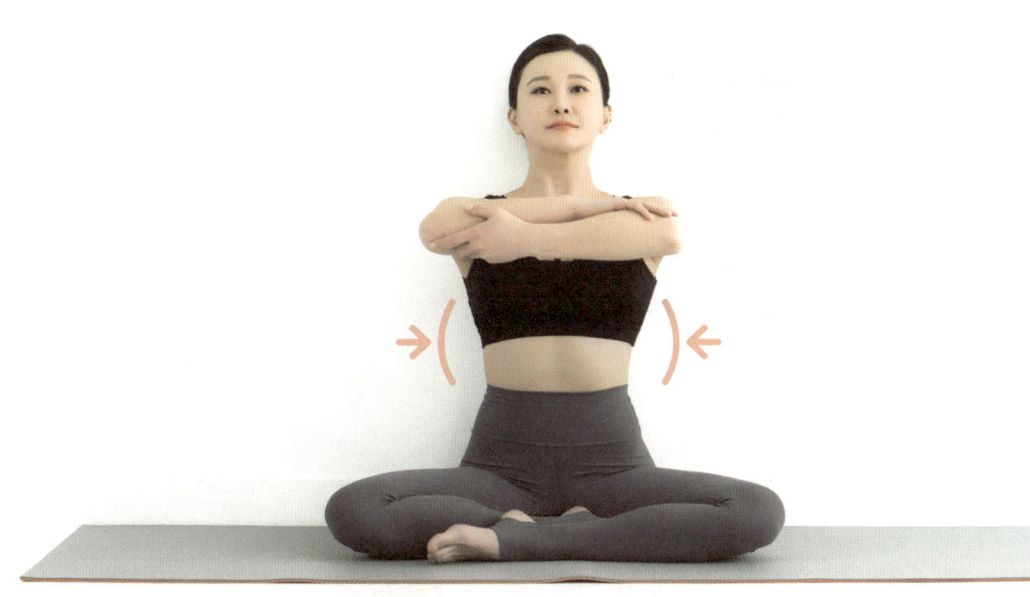

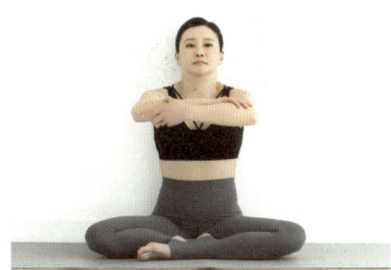

NG
팔을 앞으로 뻗어도 어깨와 몸통은 따라오지 않는다.

얼굴이 작아 보이는 직각어깨 만들기

새우등이라면 후면 근육인 승모근이 뭉치고 거북목이 심해졌을 것이다. 팔을 들어 날개뼈의 위치를 찾고 갈비뼈의 움직임이 최대한 넓어질 수 있는 자세로 호흡하면 승모근의 통증도 싹 사라진다. 이 동작을 꾸준히 하면 등이 얇아지고 이중턱, 거북목, 부유방, 두꺼운 팔 라인도 달라질 것이다.

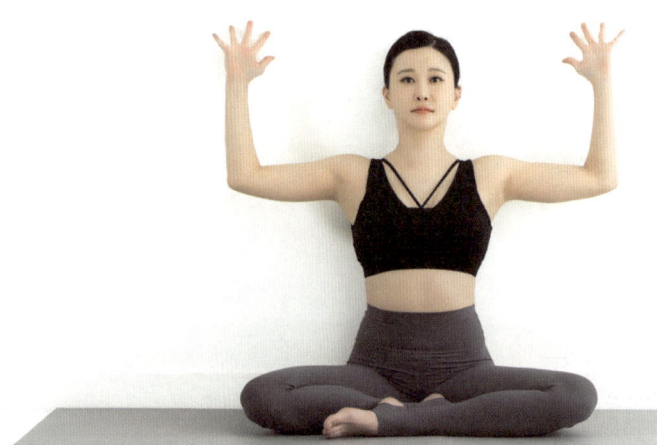

1 바닥에 양반다리로 앉아 벽에 기대 골반의 균형을 잡고 상체를 세운다. 팔꿈치를 직각으로 접어 손바닥이 정면을 향하도록 어깨 높이로 팔을 벌린다.

2 마시는 숨에 몸통을 최대한 들어 올린다. 이때 고개를 들고 갈비뼈만 들어 올린다고 생각한다.

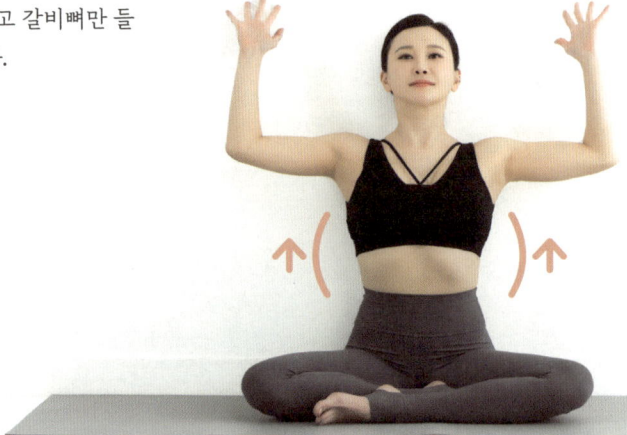

3 2번 상태를 유지하며 숨을 내쉰다.
10회씩 5세트 반복한다.

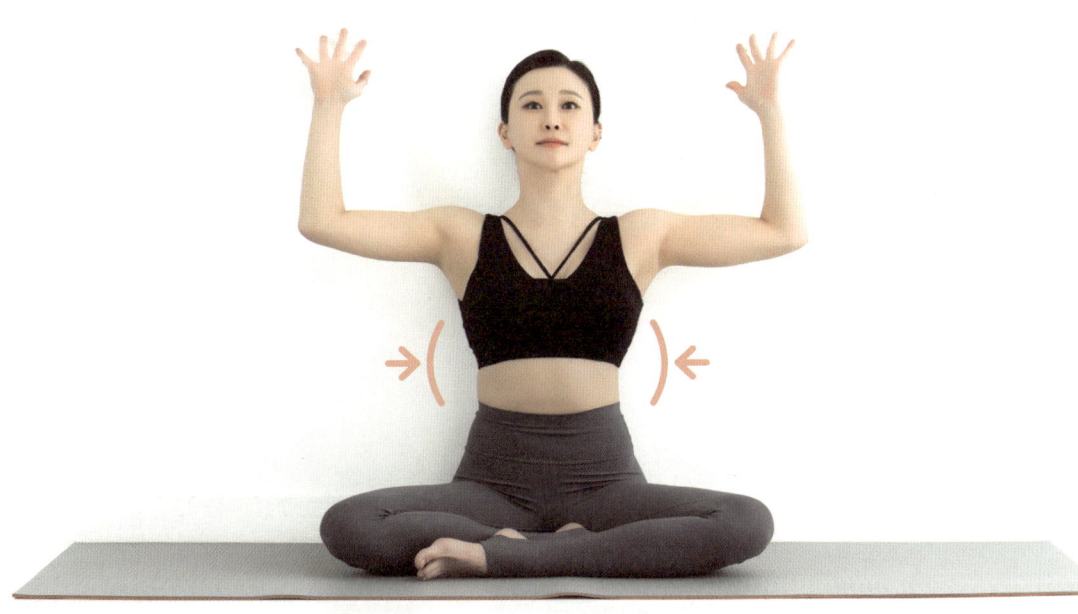

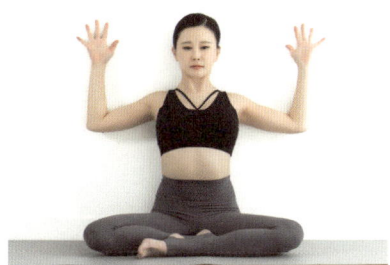

NG
팔이 벽에 눌리거나 가슴이 과도하게 들리지 않도록 한다.

빠지지 않는 나잇살 잡는
부위별
한끗 다른 스트레칭

한끗 다른 체인지

3

PART2에서는 내 몸이 어떻게 생겼는지, 바르게 앉는 것이 무엇인지, 제대로 호흡하기 위해서는 몸이 어떻게 자리 잡혀야 하는지를 알아봤다. 앞에서 배운 내용들을 인지하고 PART3의 동작들을 따라한다면 바른 자세를 유지할 수 있을 것이다.

PART3에서는 현대인에게 문제가 되는 거북목과 말린 어깨, 두꺼운 팔, 굽은 등, 휜 다리의 통증을 해소하고 해당 부위가 날씬해질 수 있는 동작들을 소개한다. 이 동작들을 따라하면 병원에 갈 필요 없이 스스로 몸을 치유할 수 있다. 거북목을 해소하고 싶다면 간단한 목 스트레칭, 말린 어깨와 굽은 등을 해소하고 싶다면 하루종일 구부러져 있던 몸을 쫙 펴주는 기지개, 곧게 뻗은 다리를 원한다면 다리를 쭉 펴주는 스트레칭을 하루 5분씩 해보자. PART3에 소개된 동작을 매일 꾸준히 한다면 2주 뒤 당신을 괴롭히던 통증에서 벗어날 수 있을 것이다.

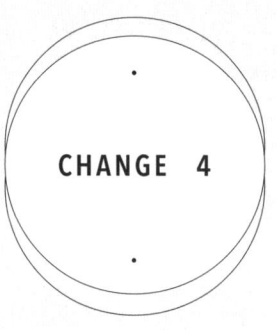

우아한 목선 찾기

컴퓨터와 스마트폰을 사용하면서 목이 앞으로 나온 현대인들이 많다. 신체의 각 부위는 서로 연결되어 있어서 한 군데가 굽으면 이어서 다른 부위도 굽는다. 거북목과 일자목이 되는 순간 턱 아래로 살이 쪄 버리면서 이중턱을 갖게 된다. 날렵했던 턱선과 달걀형 얼굴이 사라지면서 덩달아 목뼈의 순환도 멈춘다. 또한 기관지나 호흡기까지 문제를 일으켜 코골이와 이갈이, 무호흡증, 안면 비대칭, 안면 마비, 어색한 미소도 가져온다.

그렇다면 거북목과 일자목의 차이는 무엇일까? 일자목은 말 그대로 목뼈가 일자로 변한 체형을 말한다. 정상적인 목에는 C자 형태의 커브가 있어서 목에 가해지는 충격을 완화하는 기능이 있지만, 일자목은 굴곡이 전혀 없어서 목에 가해지는 충격을 그대로 받게 된다. 그래서 정상적인 사람보다 목이 항상 뻐근하고 목 디스크 발생 위험이 높다.

거북목은 거북이가 목을 쭉 뺀 것처럼 목이 앞으로 빠진 상태를 말한다. 정상적인 C자 형태의 커브와 달리 역C자로 변형되면서 머리가 몸통보다 과하게 앞으로 나와 있다. 커브가 존재하므로 목뼈가 받는 충격은 크지 않지만, 목 아래쪽 인대와 어깨에 무게가 집중된다. 거북목은 일자목과 유사한 의미로 사용되기도 한다. 목뼈의 변형 상태가 다르므로 엄연히 다른 질환이라 할 수 있지만, 다양한 일자목의 유형 중 머리가 앞으로 나온 경우라고 생각하면 쉽다. 거북목과 일자목은 간단한 스트레칭만으로도 쉽게 호전시킬 수 있다. 아래 동작을 따라한다면 금세 우아한 목선을 뽐낼 수 있을 것이다.

 # 휴지 한 장으로 거북목 교정하기

일자목과 이중턱이 고민이라면 이 동작을 따라해보자. 동작을 따라하다 보면 굽은 등과 거북목도 개선될 것이다. 휴지를 양탄자라고 생각하며 위로 당기는 것이 포인트다.

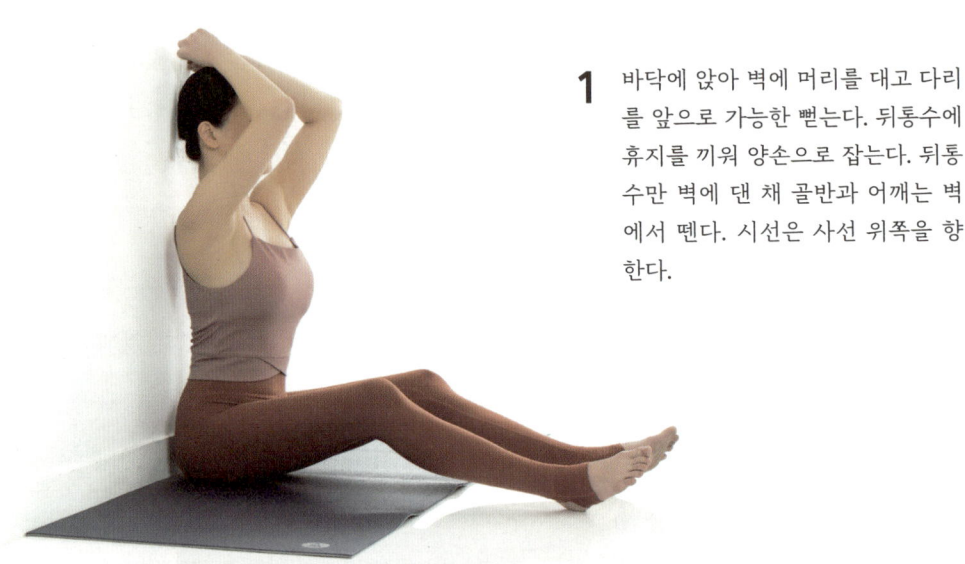

1 바닥에 앉아 벽에 머리를 대고 다리를 앞으로 가능한 뻗는다. 뒤통수에 휴지를 끼워 양손으로 잡는다. 뒤통수만 벽에 댄 채 골반과 어깨는 벽에서 뗀다. 시선은 사선 위쪽을 향한다.

2 마시는 숨에 꼬리뼈부터 정수리까지 몸을 길게 늘이며 위로 당긴다.

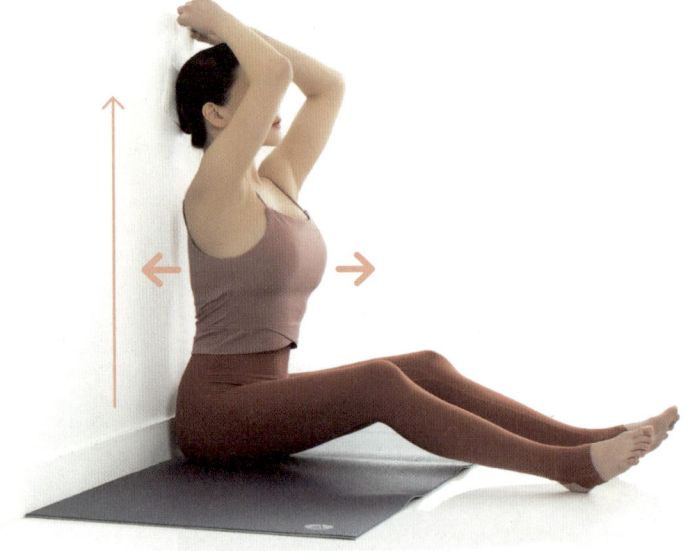

3 그 상태를 유지하며 숨을 내쉰다.
휴지가 찢어지지 않도록 주의하며
10회 반복한다.

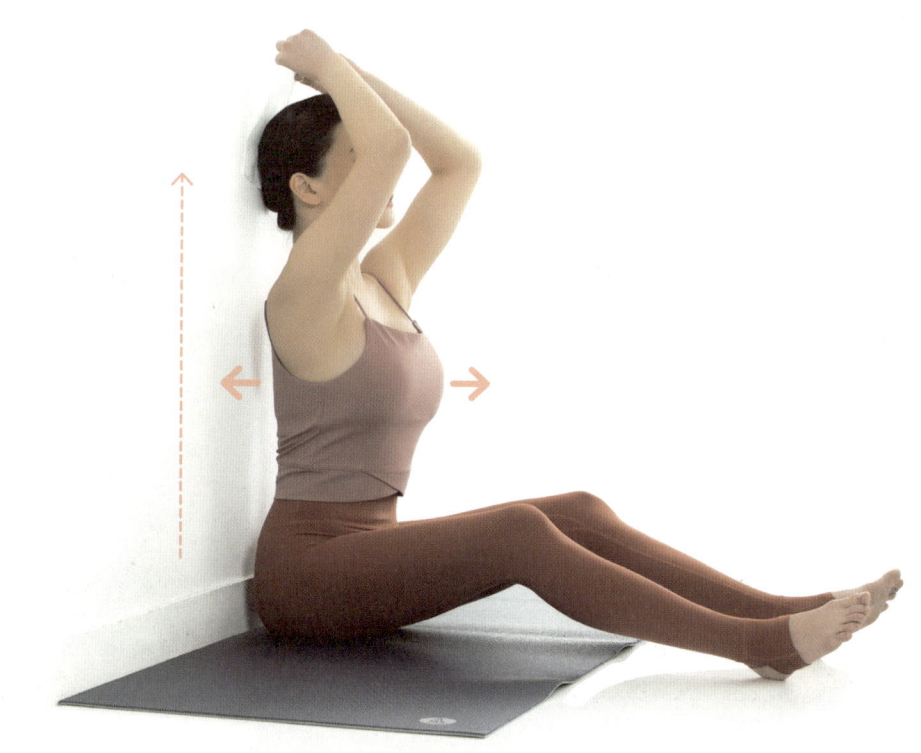

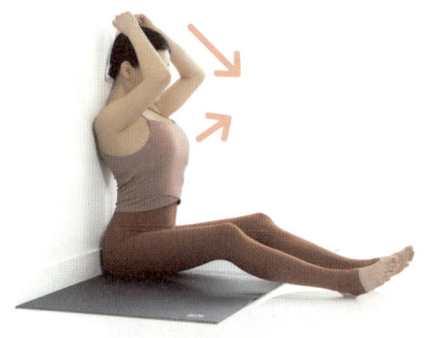

NG

머리와 어깨가 벽에 눌리지 않는다. 벽에는 살짝 기대기만 하고 머리와 목, 어깨, 가슴, 등을 편하게 둔다.

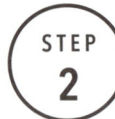

STEP 2 이중턱 없애기

목 주위의 근육이 뭉치면 이중턱은 물론 두꺼운 목과 말린 어깨까지 만들어버린다. 쉬운 목 스트레칭이라도 몸이 굽은 상태에서 하면 순환 장애와 통증을 유발할 수 있으니 주의한다.

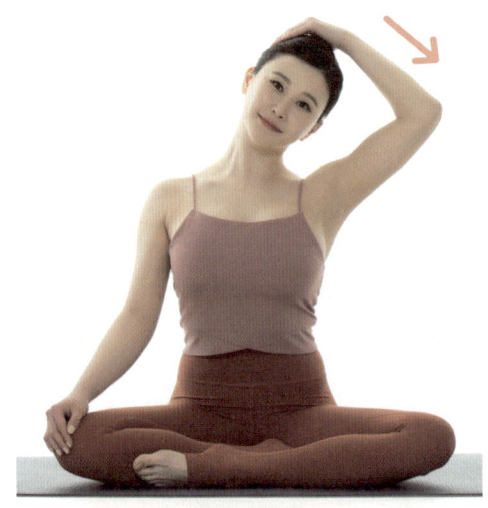

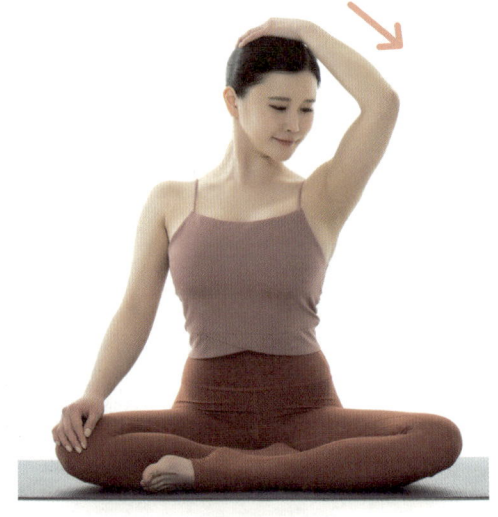

1 바닥에 양반다리로 앉아 마시는 숨에 한 손을 들어 반대쪽 머리를 감싼 뒤 내쉬는 숨에 당긴다. 그 상태를 유지하며 10회 호흡한 뒤 반대쪽도 똑같이 진행한다.

2 마시는 숨에 한 손을 들어 반대쪽 뒷머리를 감싼 뒤 내쉬는 숨에 대각선 방향으로 당긴다. 그 상태를 유지하며 10회 호흡한 뒤 반대쪽도 똑같이 진행한다.

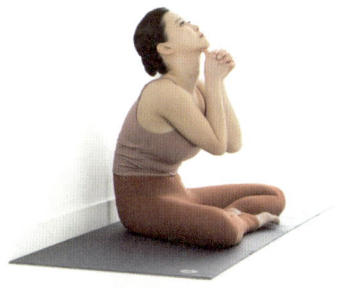

등이 굽고 어깨가 말린 상태에서는 목 스트레칭이 제대로 될 수 없다. 골반을 바로 세우는 게 힘들다면 벽에 기대어 진행한다.

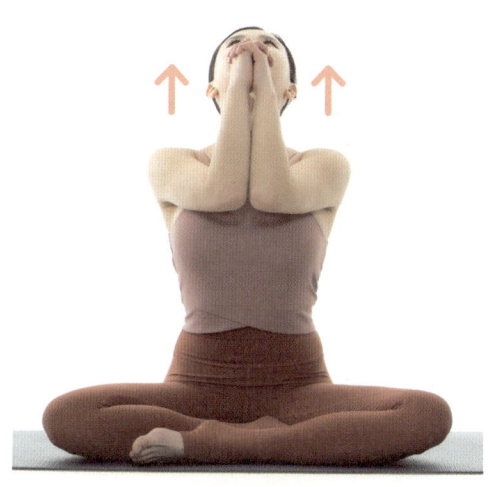

3 양손을 깍지 낀 뒤 엄지손가락을 펴 턱을 받친다. 마시는 숨에 정면을 보고 내쉬는 숨에 고개를 뒤로 젖히며 가슴부터 정수리까지 뒤쪽으로 늘여준다. 그 상태를 유지하며 10회 호흡한 뒤 돌아온다.

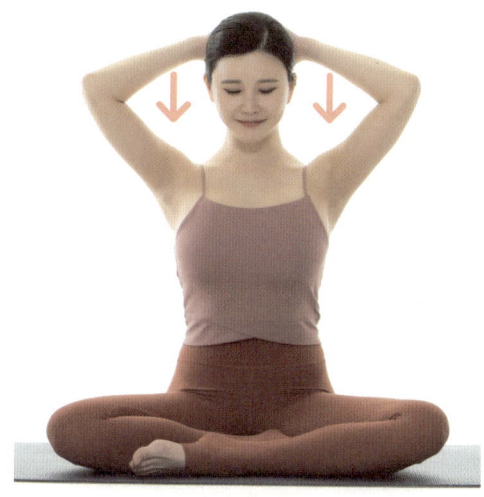

4 양손을 깍지 껴서 뒷머리를 감싼다. 마시는 숨에 정면을 보며 가슴을 열고 내쉬는 숨에 등부터 정수리까지 길게 늘여준다. 그 상태를 유지하며 10회 호흡한 뒤 돌아온다.

STEP 3 짧은 목 늘이기

무거운 머리를 지탱하기에 목뼈는 힘이 약하다. 그래서 목이 짧아지고 두꺼워지다가 거북목이 되고 마는 것이다. 등뼈와 가슴을 열어주는 동작을 통해 목뼈가 제자리를 찾을 수 있도록 하자.

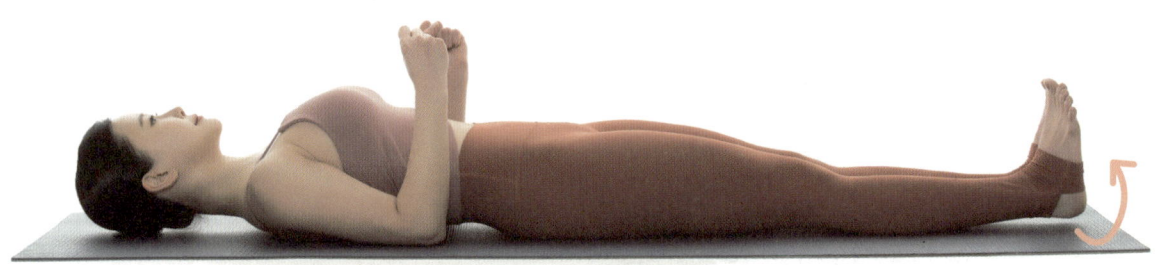

1 바닥에 등을 대고 누워 다리를 모아 뻗는다. 발끝을 몸쪽으로 당긴다. 팔꿈치로 바닥을 짚은 뒤 옆구리에 붙이고 주먹을 쥐어 위로 올린다.

POINT 가슴을 들어 올려도 팔꿈치와 머리는 가벼운 느낌이 든다. 그만큼 등과 허리 근육의 힘이 많이 들어가게 되는 것이다. 한 손으로 가슴 쪽 옷을 직접 끌어당겨 들어 올리는 느낌을 찾아보도록 하자.

2 마시는 숨에 가슴을 천장으로 들어 올리면서 정수리가 바닥에 닿게 한다. 그 상태를 유지하며 숨을 내쉰다. 10회 반복한다.

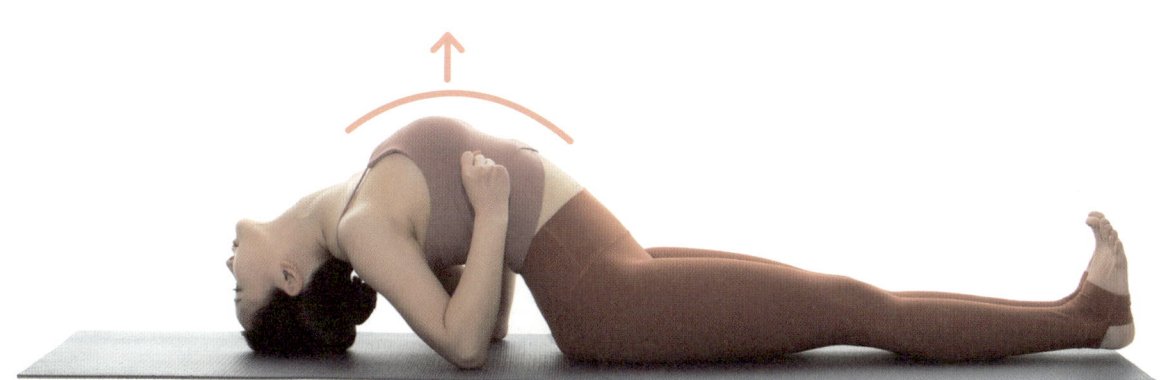

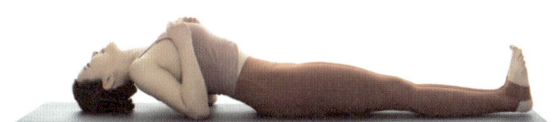

NG 팔과 뒤통수로 땅을 밀지 않는다. 목이 짧아지고 어깨가 올라가지 않도록 주의한다.

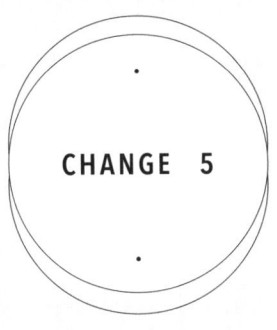

직각어깨 만들기

대부분의 사람들이 팔을 직접 사용하지 않고 어깨에 팔을 의지한 채 살아간다. 즉, 어깨를 쓰는 근육이 따로 있고 팔을 쓰는 근육이 따로 있는데 어깨와 팔을 하나로 사용해 어깨에 과부하가 걸린다는 말이다.

팔을 직접 사용하지 않으면 어깨는 어떻게 될까? 팔 위에 위치한 어깨는 팔을 중력으로부터 들려고 더 말려 들어가게 될 것이다. 그러므로 어깨와 팔을 분리시켜 각각 사용하는 훈련이 필요하다. 그 노력이 없다면 순환 장애가 생겨 부종과 군살로 몸이 비대해지다가 결국에는 통증까지 생겨버린다.

굽은 등을 펴고 예쁜 직각 어깨와 쇄골 라인, 날씬한 팔 라인을 가지기를 원한다면 오늘부터 어깨와 팔을 따로 사용하려는 의지가 필요하다. 얼굴에서 눈은 시각에 쓰이고 코는 후각에 쓰이고 입은 미각에 쓰이는 것처럼 말이다.

 **볼륨 어깨 만들기**

어깨를 모든 방향으로 움직이는 데 쓰이는 삼각근만 잘 사용해도 예쁜 어깨 라인을 만들 수 있다. 바른 자세에서 이 동작을 진행해보자.

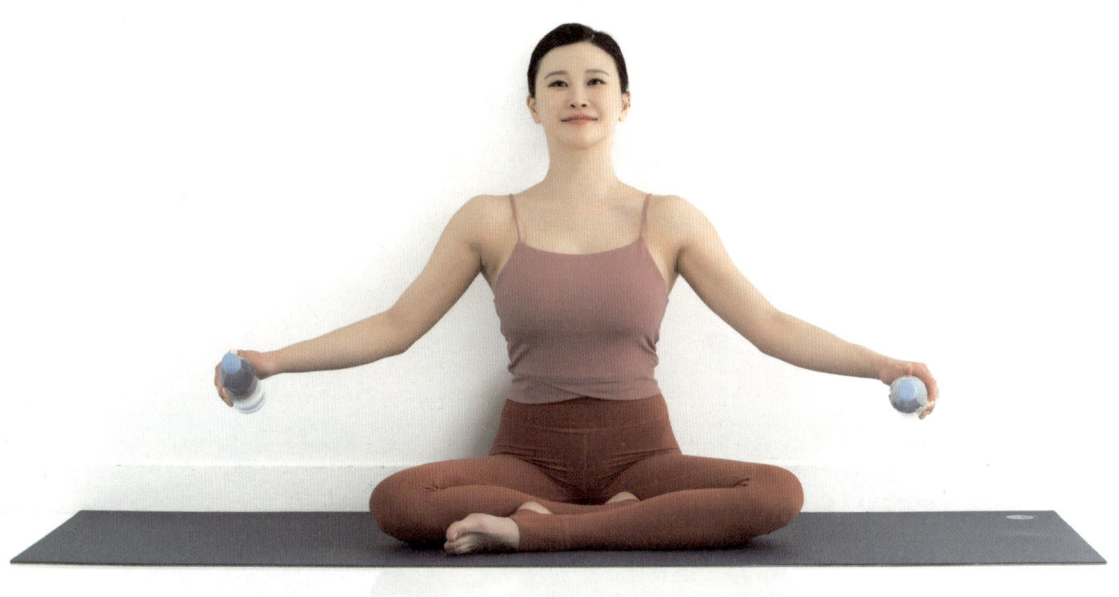

1 바닥에 양반다리로 앉아 가벼운 아령이나 물통을 양손에 잡는다.

POINT 팔꿈치부터 손끝의 힘이 아닌 겨드랑이 사이를 넓혀 양팔을 들어올린다. 이때 삼각근에만 힘이 들어가야 한다.

2 내쉬는 숨에 손등이 위로 향한 채 어깨 높이로 양팔을 들어 올린다. 마시는 숨에 **1**번 동작으로 돌아온다. 20회 반복한다.

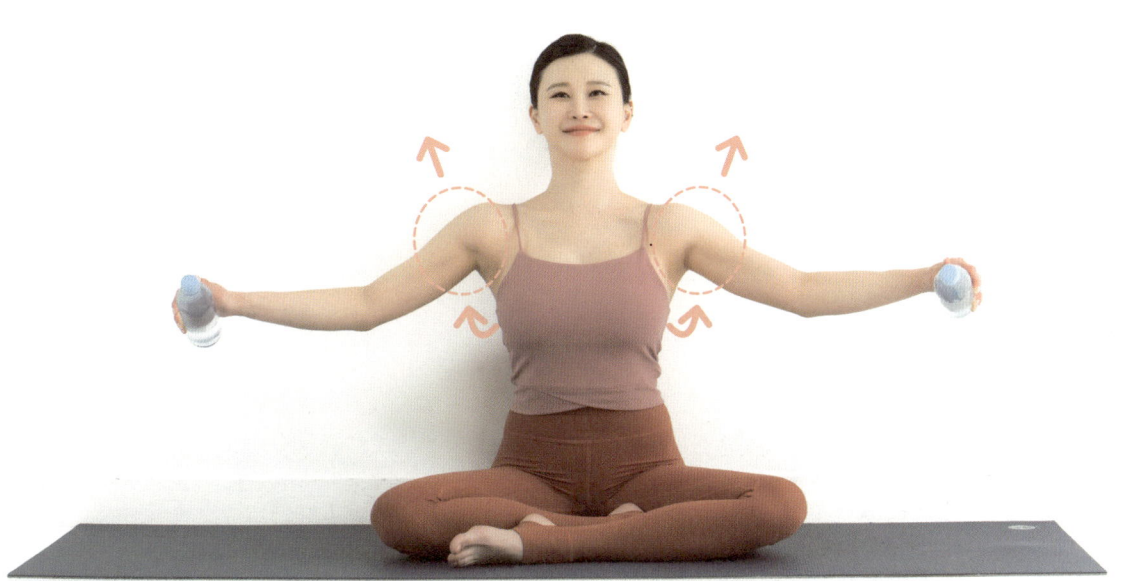

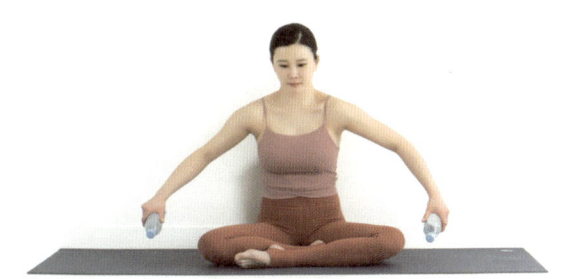

NG 팔꿈치가 접히고 손목이 꺾이지 않는다. 어깨가 올라가지 않도록 주의한다.

여러 겹으로 접히는 겨드랑이 살 빼기

팔과 날개뼈 사이, 겨드랑이, 옆구리까지 스트레칭이 되어야 아름다운 어깨선은 찾을 수 있다. 바른 자세에서 이 동작을 진행해보자.

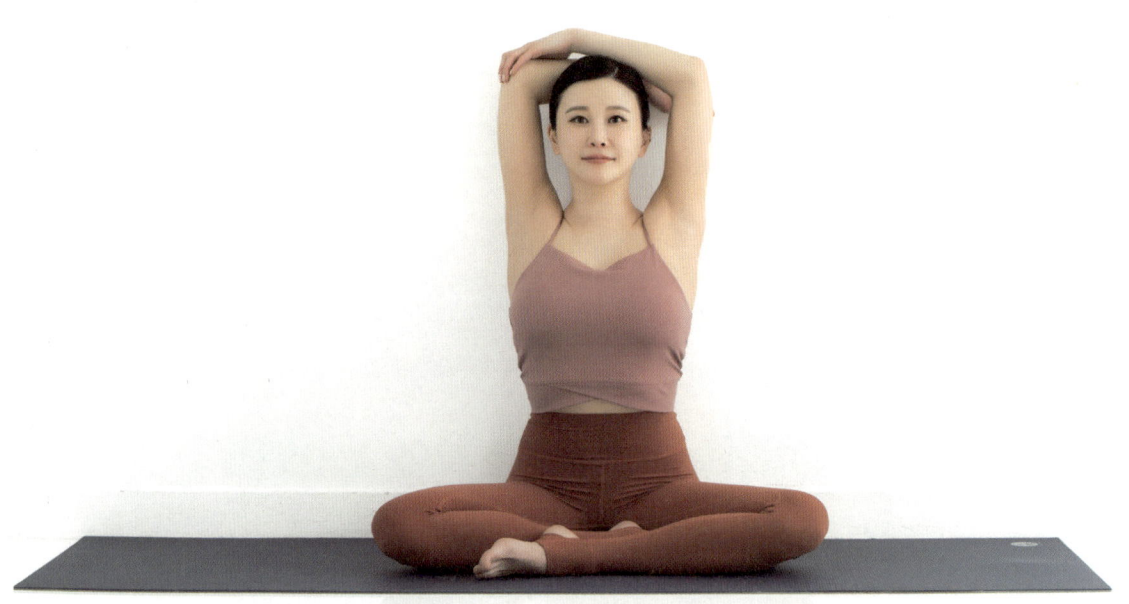

1 바닥에 양반다리로 앉아 오른팔을 머리 위로 넘겨 왼손으로 팔꿈치를 잡는다.

POINT 앞에서 보았을 때 겨드랑이가 넓어진다. 팔을 당기며 옆구리를 길게 늘여도 양쪽 옆구리 길이가 같다.

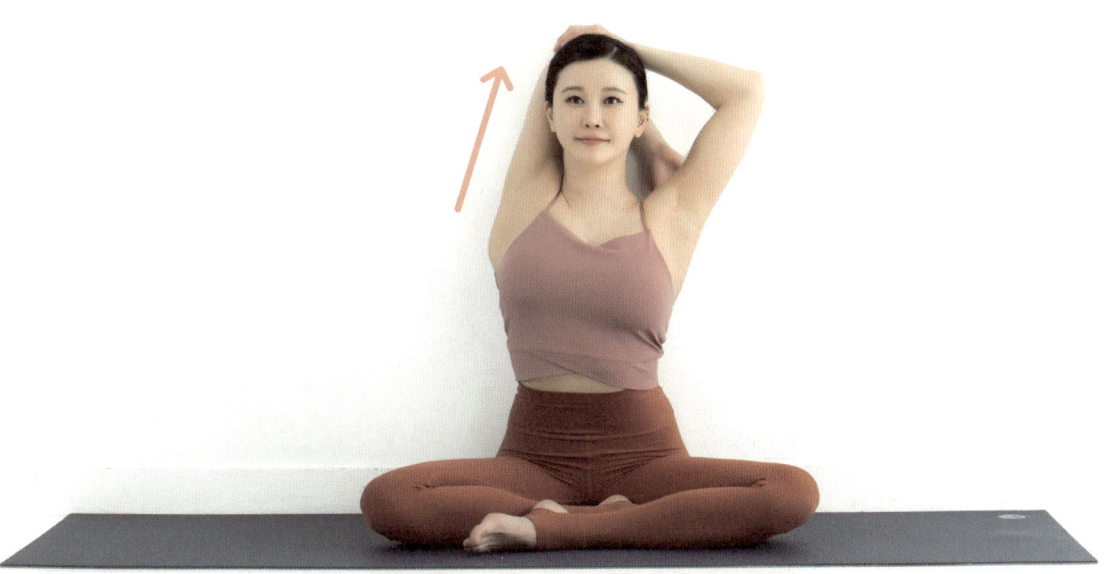

2 마시는 숨에 가슴을 펴고 내쉬는 숨에 머리가 기울어지지 않도록 주의하며 왼손으로 팔꿈치를 살며시 누른다. 이때 날갯죽지와 팔이 스트레칭되는 것을 느낀다. 10회 호흡한 뒤 반대쪽도 똑같이 진행한다.

덜렁덜렁 팔뚝 살 빼기

어깨의 회전 범위를 넓혀 어깨와 날개뼈를 잡아주는 근육을 유연하게 만들고 팔 근육도 단련시켜 날씬한 팔 라인을 만드는 동작이다. 어깨와 날개뼈의 유연성이 좋아지면 림프 순환에 도움이 되고 독소 배출이 원활해져 부종과 군살 제거에도 효과적이다.

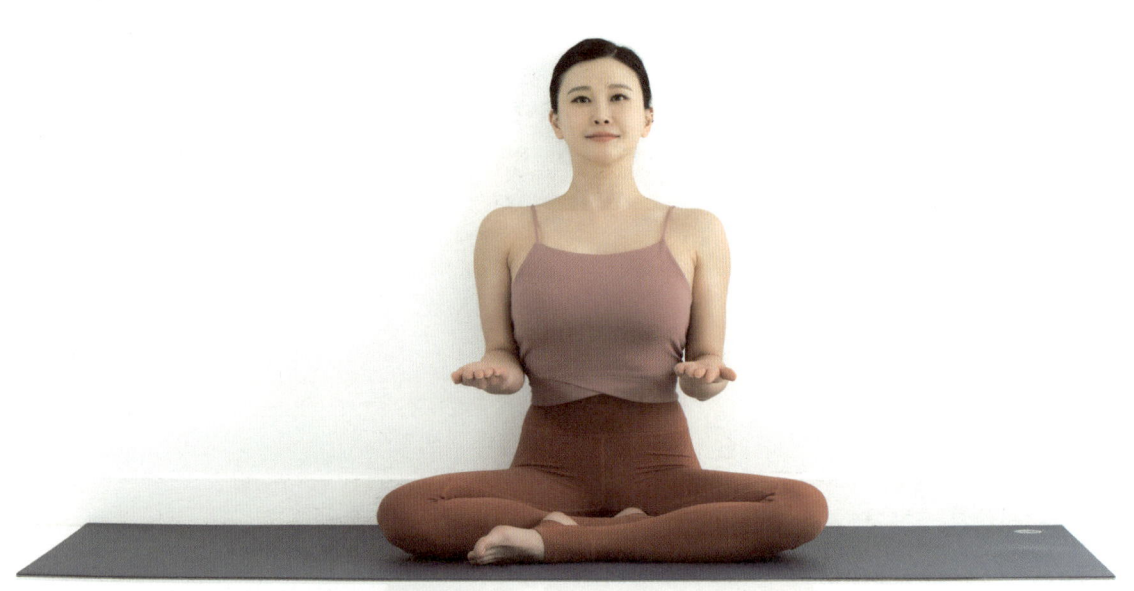

1 바닥에 양반다리로 앉아 벽에 기대 골반의 균형을 잡고 상체를 세운다. 손바닥은 위를 향하게 팔꿈치를 직각으로 접어 옆구리에 붙인다.

POINT 몸은 고정한 채 팔을 가능한 만큼만 움직이며 쇄골과 어깨 앞쪽이 열리는 것을 확인하면서 진행한다.

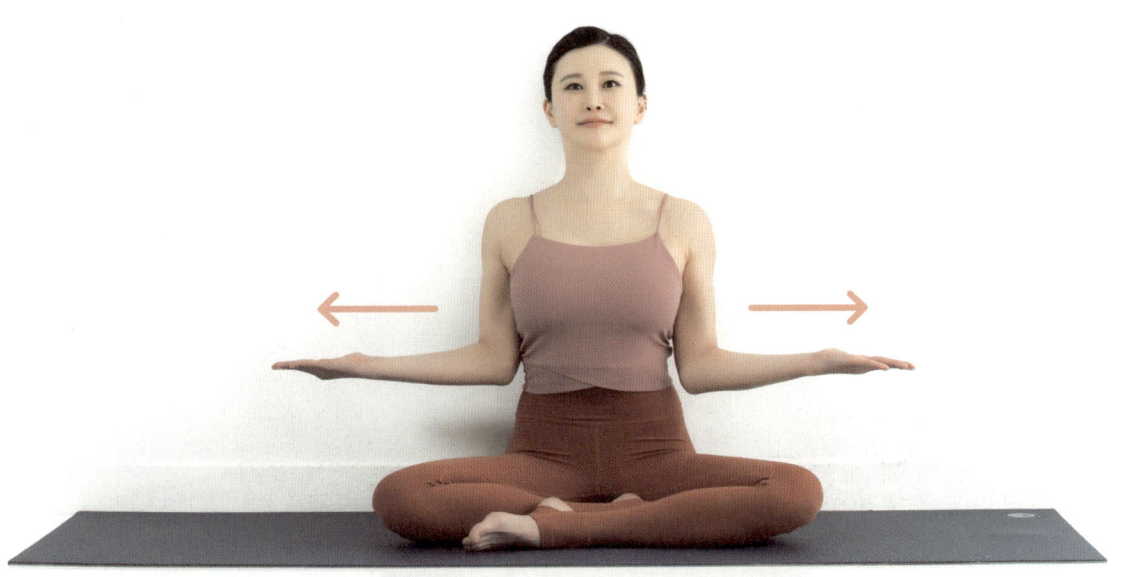

2 내쉬는 숨에 팔을 양옆으로 벌린다. 이때 팔 전체와 손끝까지 당기는 느낌이 든다. 마시는 숨에 **1**번 동작으로 돌아온다. **20**회 반복한다.

 # 날씬한 팔 만들기

팔 전체와 손끝까지 뻗어내는 스트레칭을 통해 부종을 제거하고 탄력 있는 팔 라인을 만드는 동작이다.

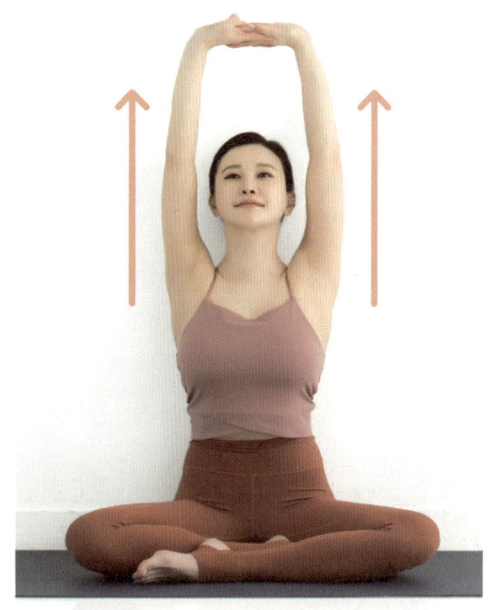

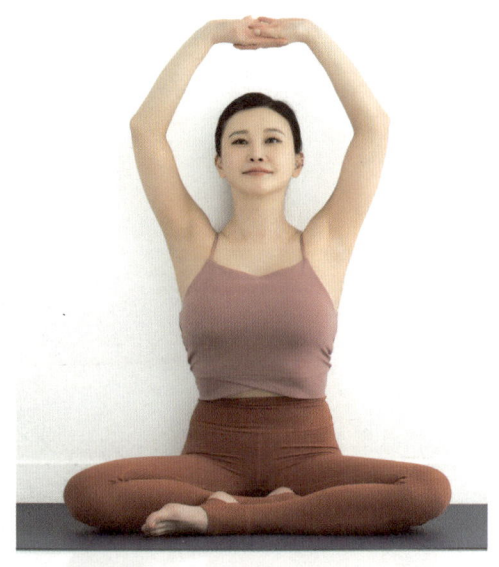

1 바닥에 양반다리로 앉아 팔을 앞으로 뻗어 깍지를 끼워 뒤집는다. 내쉬는 숨에 손바닥을 밀며 머리 위로 팔을 쭉 편다.

2 마시는 숨에 팔에 힘을 뺀다. 10회 반복한다.

POINT 이 동작의 목표는 팔 스트레칭이다. 몸통과 어깨를 고정한 채 팔만 움직인다. 가능한 만큼만 팔을 펴고 자극점을 유지하는 것이 중요하다.

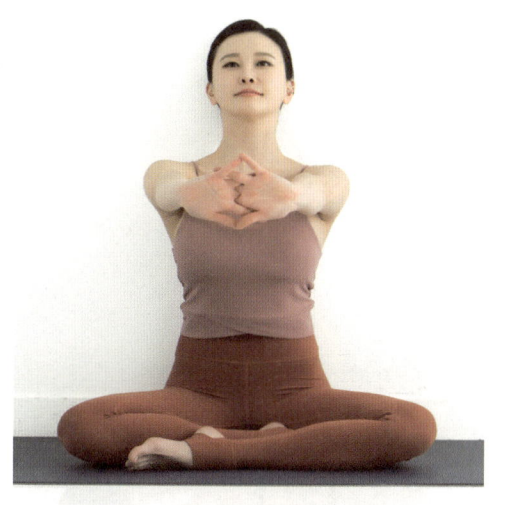

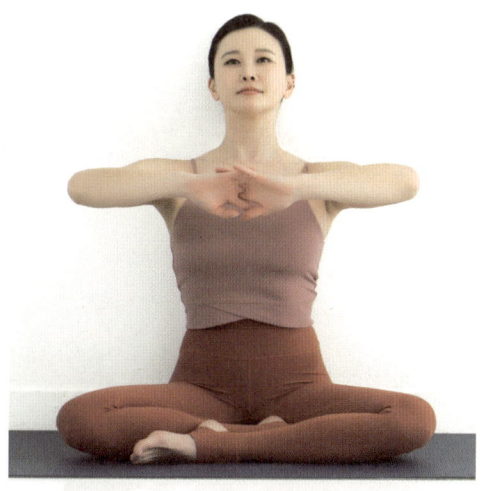

3 팔을 앞으로 뻗어 깍지를 끼워 뒤집는다. 내쉬는 숨에 가슴 높이로 손바닥을 밀며 팔을 쭉 편다.

4 마시는 숨에 팔에 힘을 뺀다. 10회 반복한다.

STEP 5 말린 어깨 펴고 늘어지는 팔뚝 살 빼기

어깨와 팔 전체 근육을 사용해 날씬한 팔 라인을 만들 수 있는 동작이다. 어깨는 앞, 옆, 뒤로 회전하고 팔이 스스로 움직인다고 생각하며 진행한다.

1 바닥에 양반다리로 앉는다. 양손바닥이 마주보도록 팔꿈치를 직각으로 접어 옆구리에 붙인다.

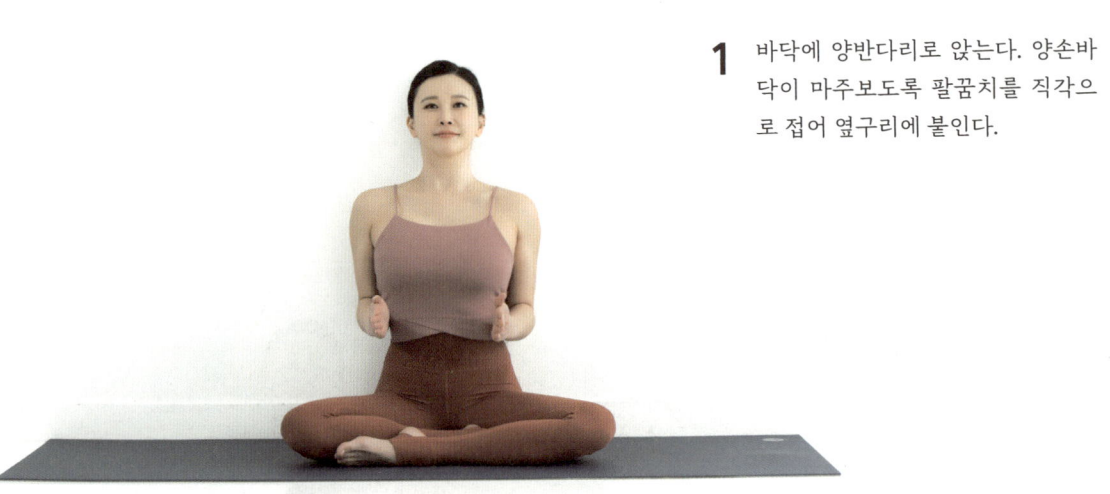

2 팔 간격을 유지하고 팔꿈치를 접은 상태로 팔을 천장으로 최대한 올린다. 이때 몸통을 고정하고 어깨와 팔만 움직인다.

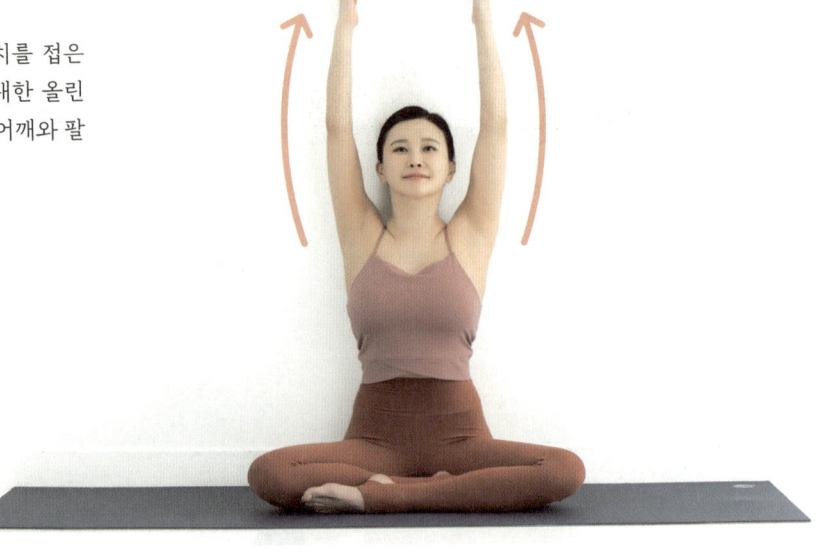

3 손바닥이 정면을 향하도록 큰 원을 그리며 어깨높이까지 팔을 내린다.

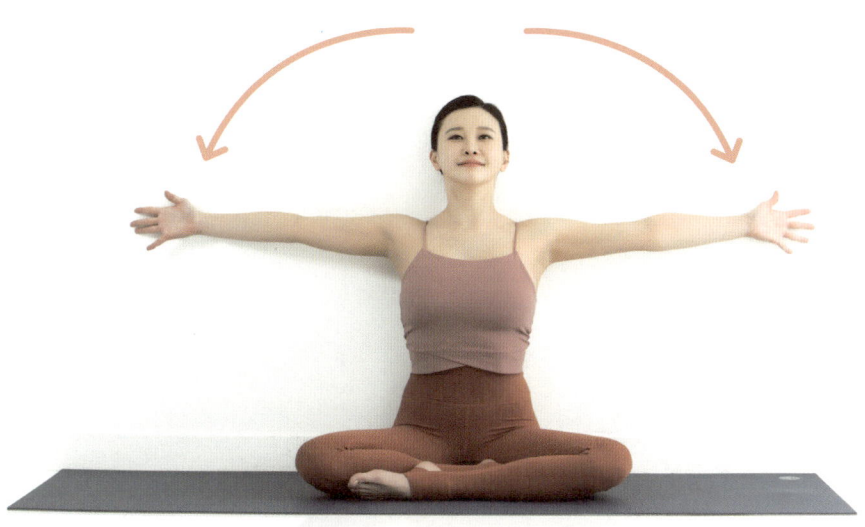

4 손바닥이 정면을 향하도록 팔꿈치를 직각으로 접어 옆구리에 붙인다. **1**번 동작으로 돌아온다. 반대 방향으로 똑같이 10회 진행한다.

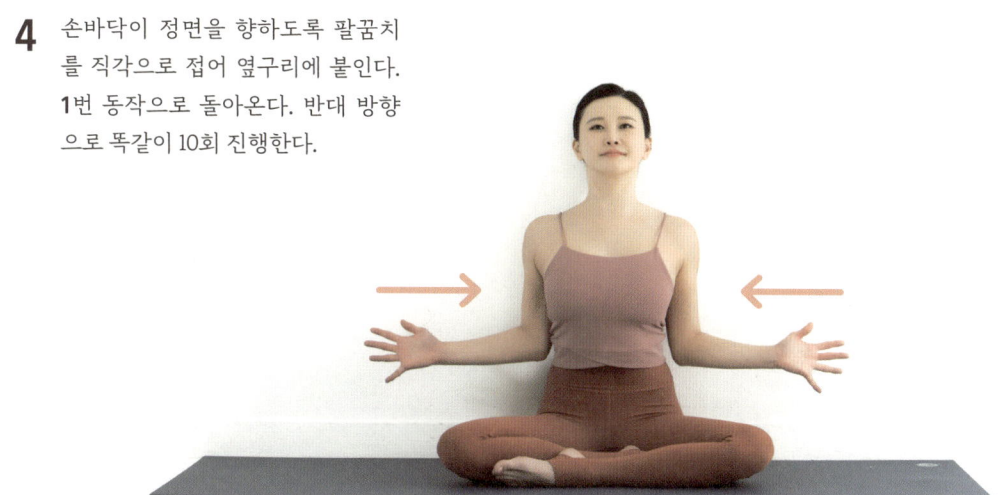

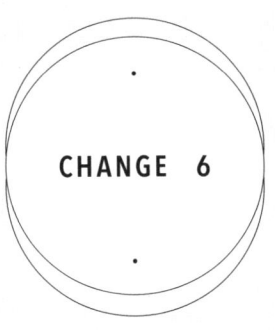

CHANGE 6

굽은 등 펴고
날씬한 몸통 만들기

우리의 등은 생각보다 크고 길기 때문에 섬세하게 사용해야 한다. 등뼈는 총 12개인데 그 뼈를 기준으로 좌우로 갈비뼈 12개와 날개뼈, 팔, 목, 머리까지 지탱하고 있다. 얼마나 등이 많은 일을 하고 있는가? 등뼈 안쪽에는 심장과 폐, 위, 간 등 중요한 장기들도 포함되어 있다. 그래서 등이 굽을수록 장기가 눌려서 숨을 쉬기 어려웠던 것이다.

등은 원래부터 뒤로 구부러진 후만의 형태인데 중력과 바르지 못한 자세로 더 구부러지게 되었다. 등을 세우지 않으면 살이 사방으로 퍼져 뚱뚱해질 수밖에 없다. 반대로 굽은 등을 원래 상태로 되돌리면 혈액 순환이 원활해져 등에 머물러있던 노폐물이 빠져 나가면서 온몸이 따뜻해진다. 이에 따라 먹는 양에 비해 살이 안찌는 몸이 되고 질병에서도 멀어진다. 짐을 짊어지고 있나 싶을 정도로 무겁던 어깨도 확 풀리면서 상체가 시원해진다. 간단한 스트레칭과 바른 자세로 등을 세워보자.

 **STEP 1** # 엎드려서 쉽게 굽은 등 펴기

굽은 등을 펴고 우아한 어깨 라인을 만드는 동작이다. 굽은 등을 펴고 싶다면 몸통 전면 근육과 척추가 유연해져야 한다. 최대한 긴장을 빼고 호흡에 집중하며 동작을 진행한다.

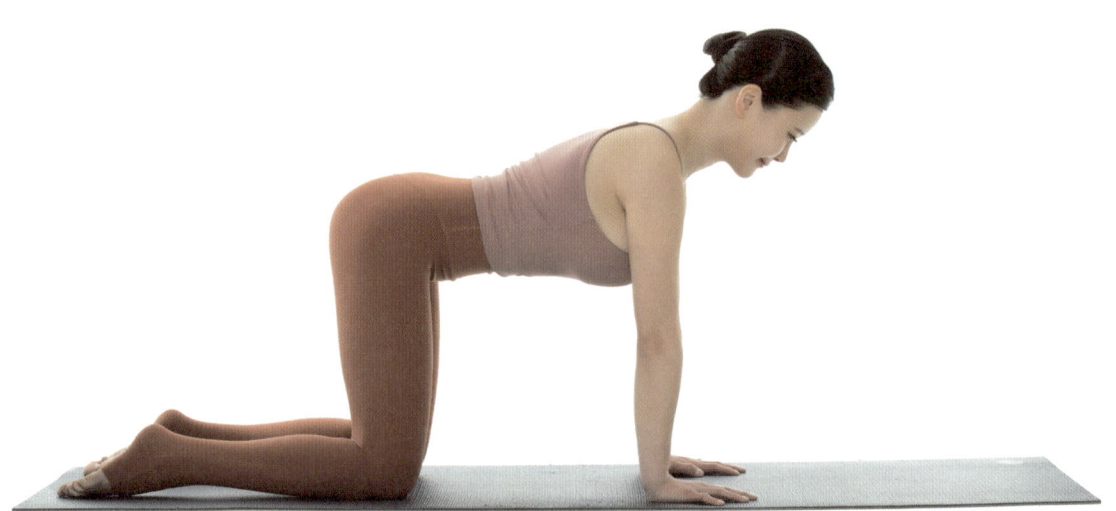

1 무릎을 구부리고 엎드린 자세에서 양팔은 어깨너비로 벌린다.

2 엉덩이를 위로 쑥 빼고 손바닥을 미끄러지듯 멀리 짚는다. 가슴을 열어 땅에 닿도록 하고 고개를 들어 턱을 바닥에 댄다. 10회 호흡한다.

꼬리뼈는 천장을 향한다.

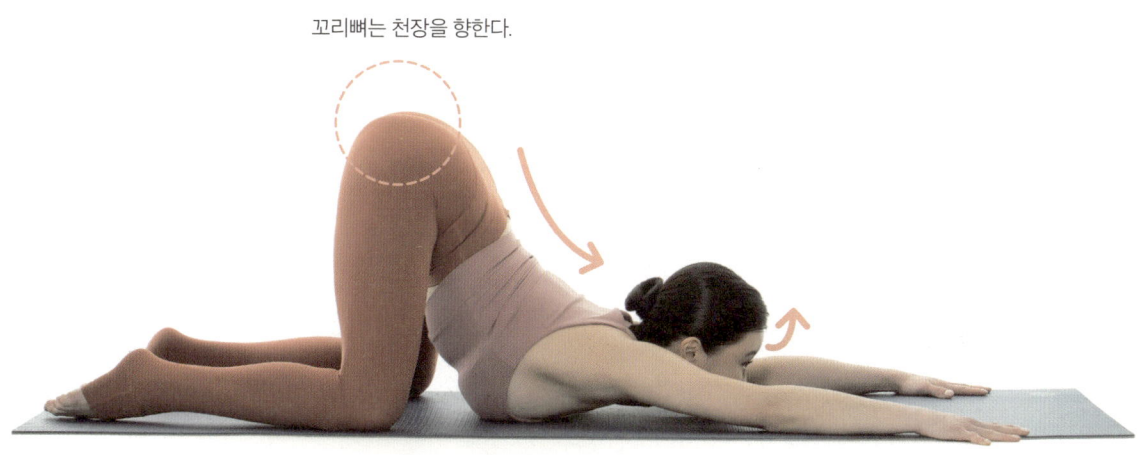

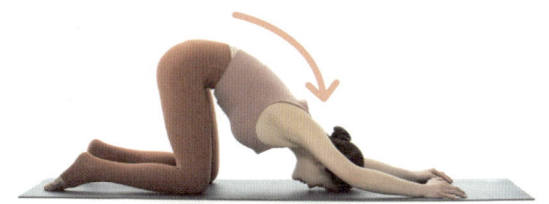

NG
꼬리뼈가 천장을 향하지 않고 허리가 둥글면 잘못된 자세다. 어깨가 굽어 이마가 땅에 닿지 않도록 주의한다.

누워서 편히 굽은 등 펴기

잠자리에서도 따라하기 쉬운 동작으로 쿠션이나 필라테스 소프트볼을 이용해 굽은 등을 펼 수 있다. 하루에 한 번만 해도 두꺼워졌던 등이 날렵해지고 얇아질 것이다. 어깨나 목의 통증도 사라지고 우아한 등 라인과 쇄골 라인, 목 라인을 가질 수 있다.

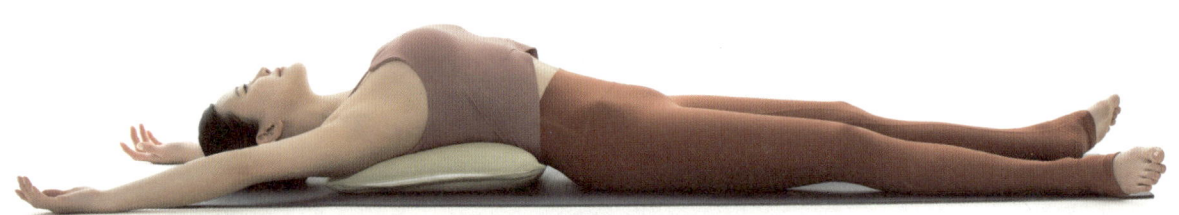

1 쿠션을 등 아래에 깔고 누워 양팔을 머리 위로 뻗는다. 이때 배에 힘을 완전히 뺀다.

POINT 허리는 원래 꺾인 형태이기 때문에 허리에 쿠션을 두면 허리뼈에 무리가 갈 수 있다. 허리가 아닌 등부터 쿠션을 둔다. 단, 긴장이 많이 된다면 높이가 최대한 낮은 쿠션으로 진행한다.

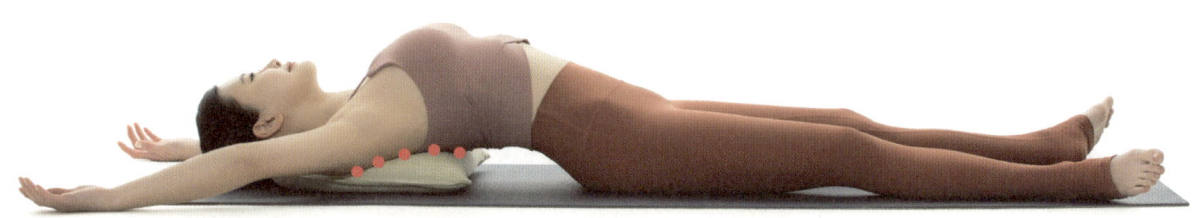

2 등 아래쪽부터 목까지 5단계로 위치를 나누어 쿠션 위치를 조금씩 올린다. 1단계씩 1분간 호흡한다.

STEP 3 부종 빼기

척추 마디마디를 유연하게 해주는 동작이다. 평소에 사용하지 않던 근육과 관절을 움직이면 몸에서 열이 나고 유연성이 좋아진다. 혈액 순환을 개선시켜 독소 배출이 원활해지고 부종 제거에도 효과를 볼 수 있다.

1 무릎을 구부리고 엎드린 자세에서 양팔은 어깨너비로 벌린다.

2 내쉬는 숨에 꼬리뼈부터 정수리까지 상체를 둥글게 말아 넣는다. 이때 배가 들어가며 등이 큰 아치 모양이 된다.

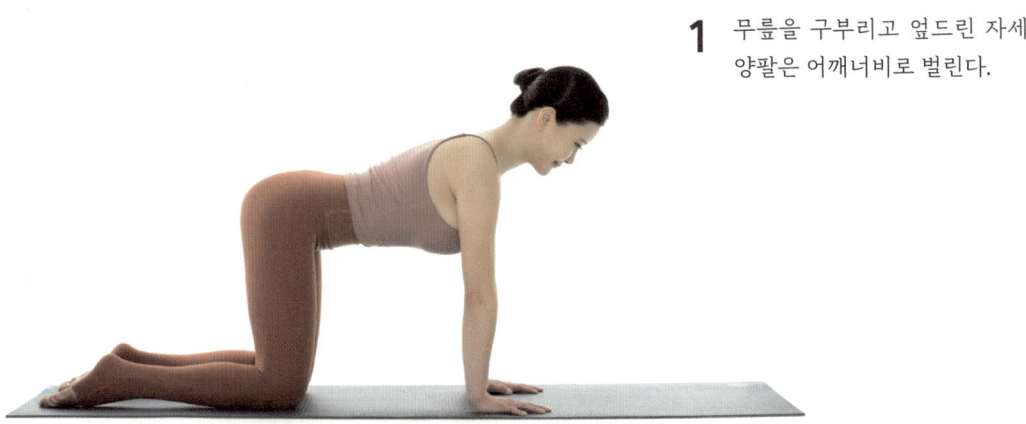

POINT 척추뼈는 허리뼈 5개, 등뼈 12개, 목뼈 7개로 이루어져 있다. 개수를 생각하며 한 마디씩 분절시켜보자. 호흡에 집중하며 천천히 진행하다 보면 유연성이 좋아질 것이다.

3 마시는 숨에 꼬리뼈부터 가슴까지 상체를 펴고 시선은 정면을 바라본다. 10회 반복한다.

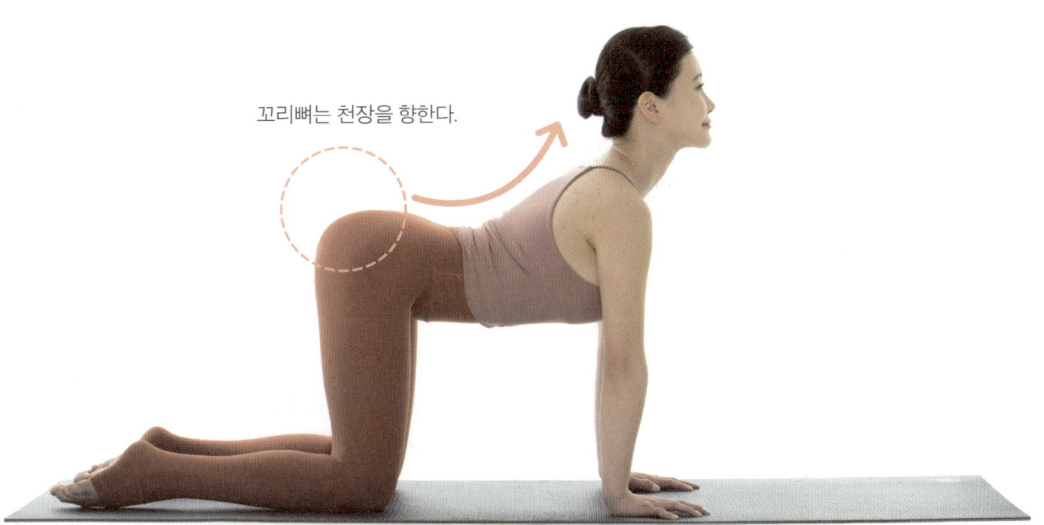

꼬리뼈는 천장을 향한다.

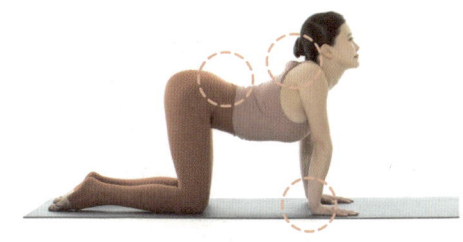

NG 허리를 꺾거나 어깨와 손목을 힘주어 누르지 않는다.

# STEP 4 벽에 기대 굽은 등 펴기

등이 굽으면 거북목과 이중턱까지 동반되면서 몸이 구부정하고 둔해진다. 이를 해결하고 가녀린 상체를 만들기 위해서는 가슴 전면의 스트레칭이 필요하다. 언제 어디서나 쉽게 할 수 있는 동작으로 주의사항을 잘 지키며 따라해보자.

1 벽을 바라보고 서서 손바닥을 어깨너비로 벌려 벽을 짚는다. 다리 뒤쪽이 당기는 느낌이 들 때까지 상체를 앞으로 숙이고 하체를 살짝 뒤로 뺀다. 이때 꼬리뼈가 천장을 향하고 엉덩이 바로 위쪽 허리가 쏙 들어간다.

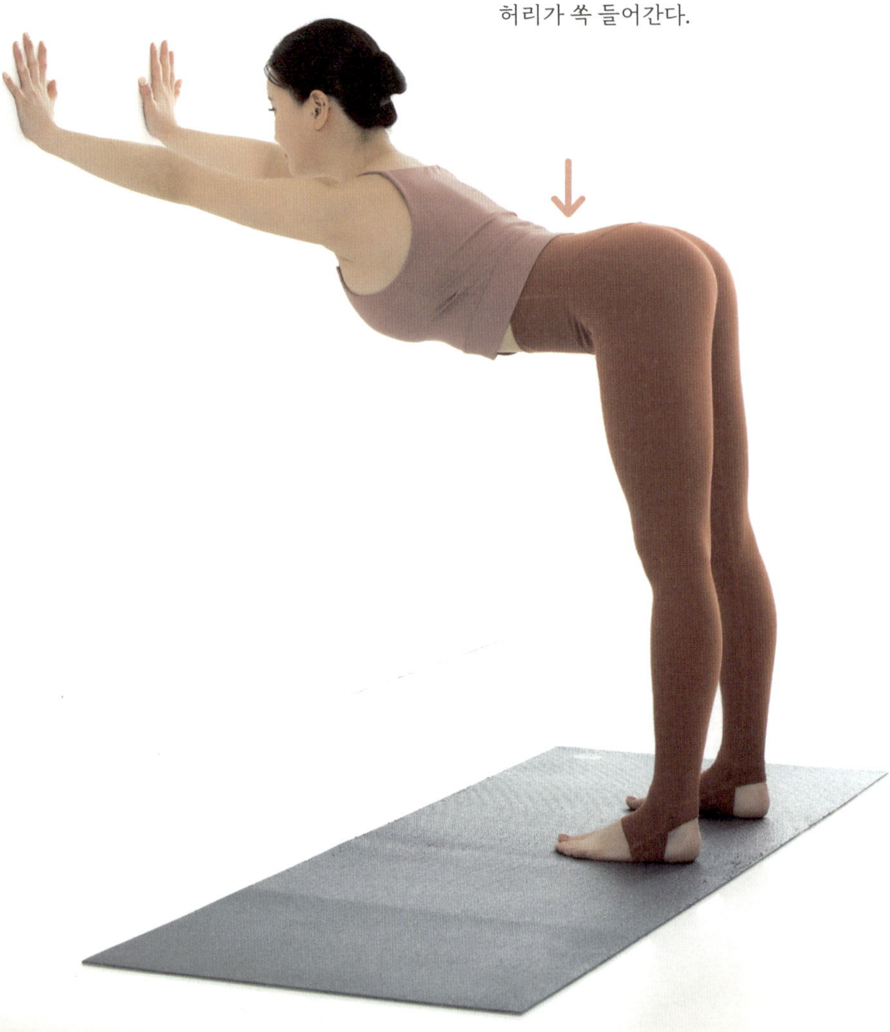

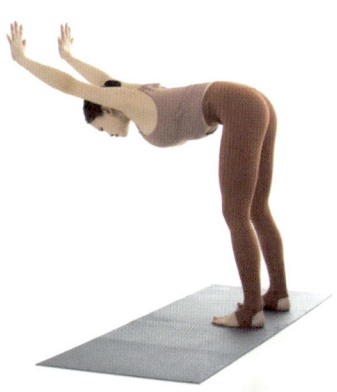

NG 다리가 구부정하고 꼬리뼈가 땅을 보면 잘못된 자세이다. 발꿈치가 바닥에서 떨어지면 스트레칭 효과가 없다.

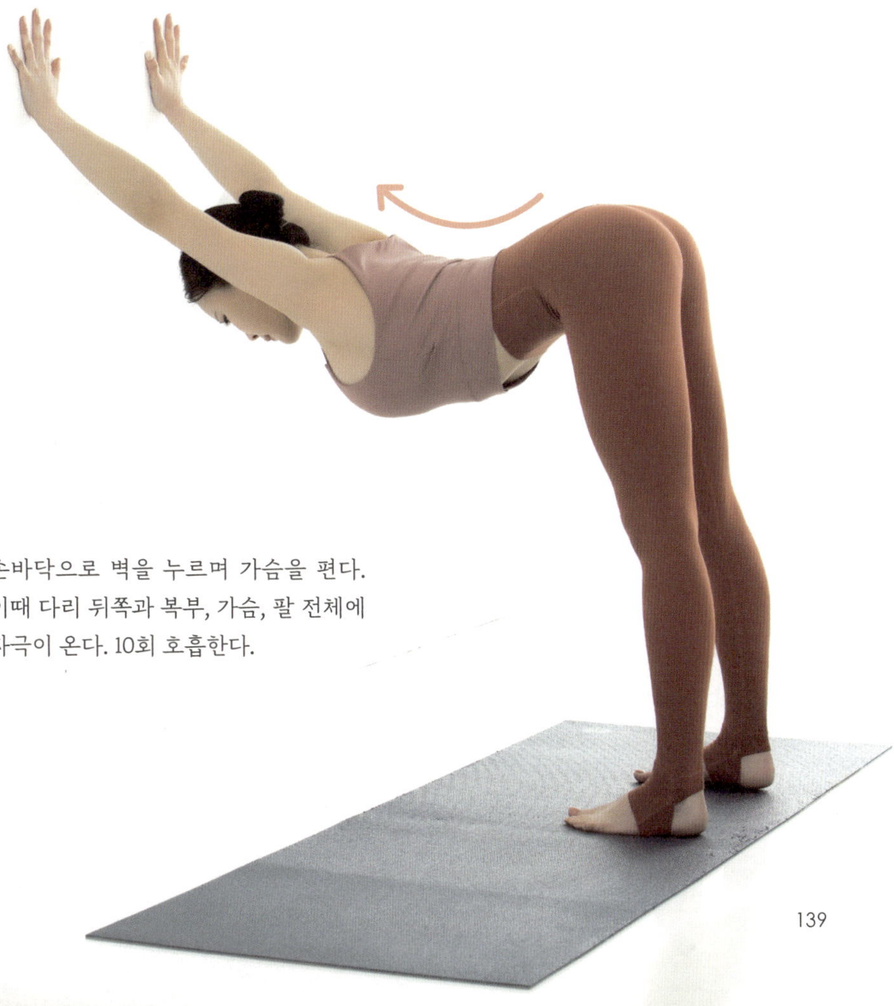

2 손바닥으로 벽을 누르며 가슴을 편다. 이때 다리 뒤쪽과 복부, 가슴, 팔 전체에 자극이 온다. 10회 호흡한다.

STEP 5 볼륨 가슴과 일자 쇄골 만들기

가슴을 열고 쇄골 라인을 다듬을 수 있는 동작이다. 구부러진 등과 말린 어깨, 묻혀버린 쇄골은 가슴근육, 목근육, 팔근육이 스트레칭되어야 되찾을 수 있다. 쉬운 동작일수록 섬세하게 움직여야 한다.

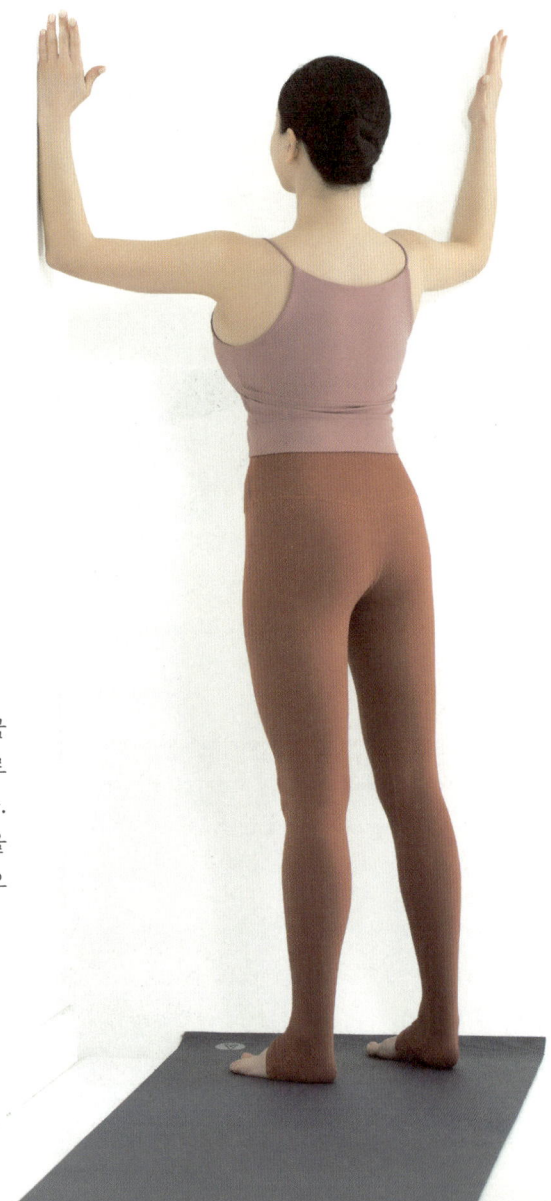

1 벽의 모서리를 바라보고 서서 팔꿈치를 직각으로 접는다. 어깨 높이로 팔을 벌리고 손날로 벽을 짚는다. 양팔을 모서리 좌우 벽에 대어 몸을 지지한다. 마시는 숨에 상체를 앞으로 숙인다. 이때 등을 곧게 편다.

POINT 양쪽 골반이 벽의 모서리를 향해 내려간다.

2 내쉬는 숨에 양팔로 좌우 벽을 지그시 누른다. 이때 가슴과 팔에 자극이 온다. 10회 호흡한다.

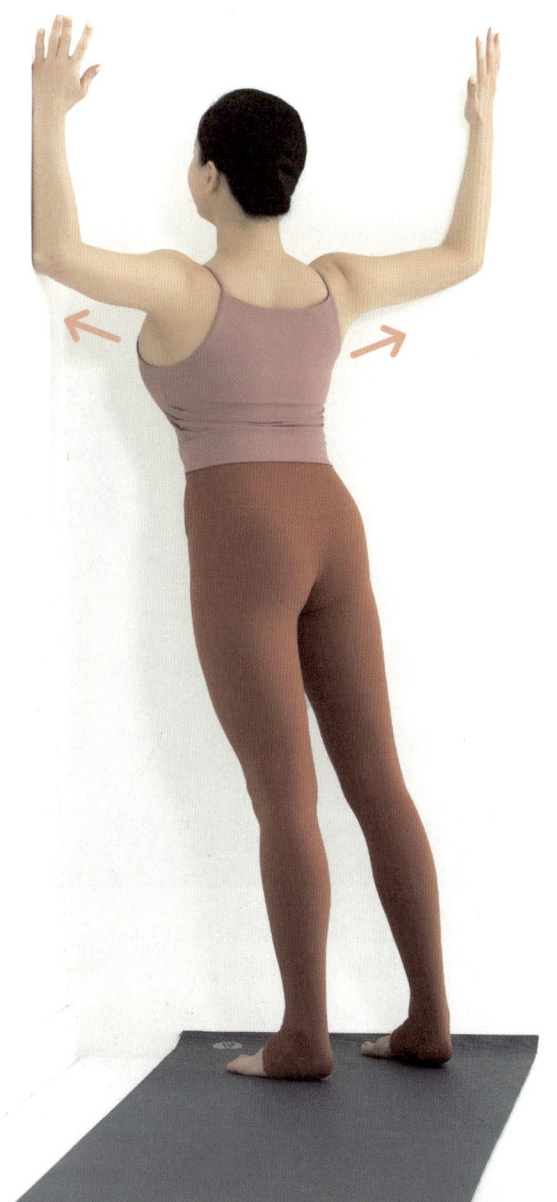

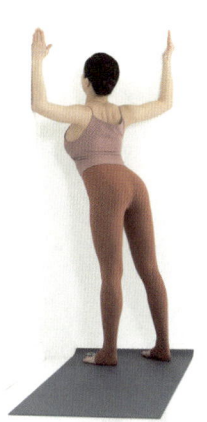

(NG) 엉덩이를 뒤로 빼거나 허리가 꺾이지 않도록 한다. 날개뼈가 서로 만나거나 어깨가 올라가지 않도록 한다.

허리의 튜브 살 빼기

척추의 유연성과 안정성을 강화하면 가느다란 몸통을 가질 수 있다. 이 동작은 옆구리 부위와 겨드랑이 군살 제거에도 좋다. 날씬한 허리 라인을 만들어 몸매를 다듬어보자.

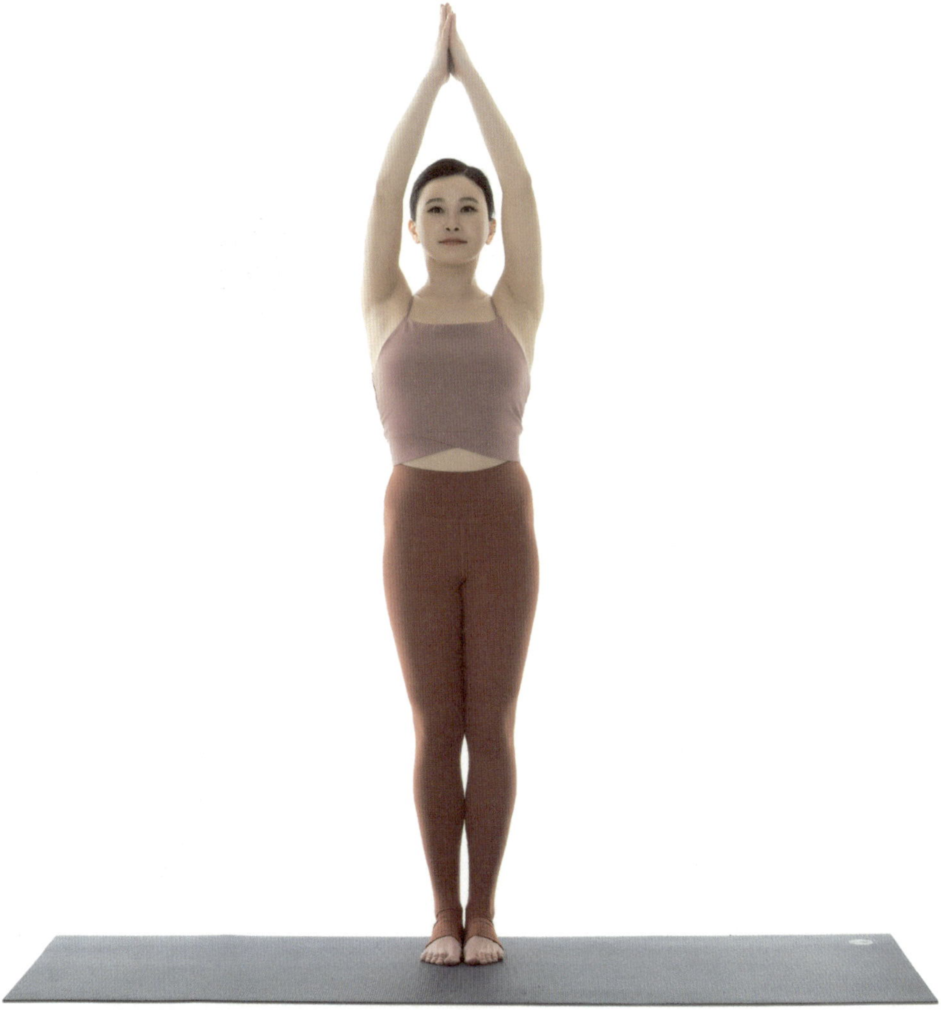

1 양발을 모으고 서서 양손바닥을 맞대고 가슴을 열어 머리 위로 올린다.

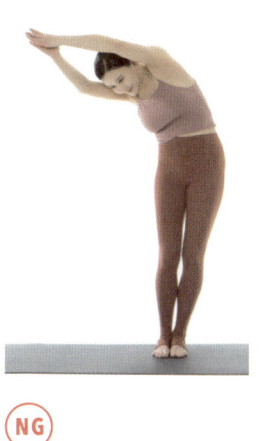

NG
기울일 때 골반이 옆으로 밀려 나가거나 손끝이 사선 앞이나 사선 뒤쪽을 향하지 않는다.

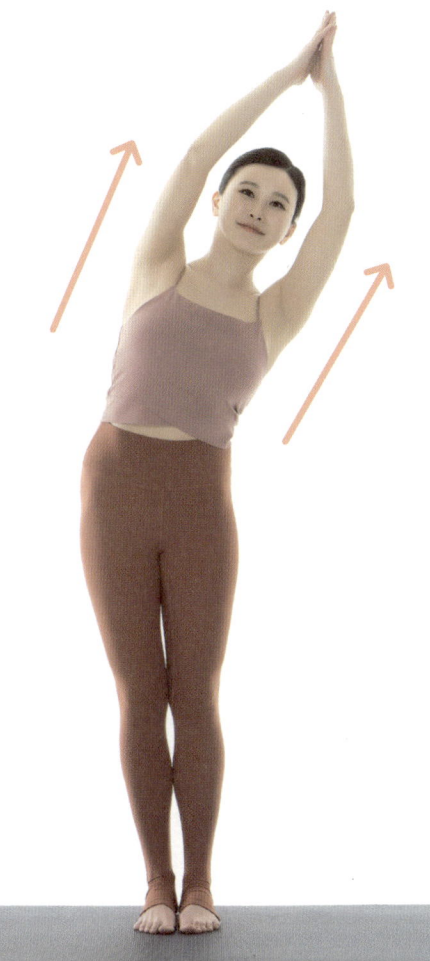

2 마시는 숨에 등을 곧게 펴고 내쉬는 숨에 옆으로 상체를 기울였다 올라온다. 이때 허벅지 안쪽에 힘을 조여 진행한다. 좌우 10회 반복한다.

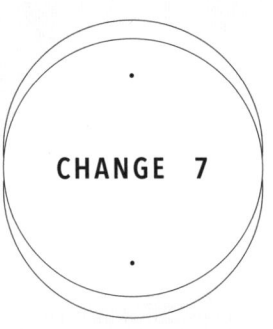

CHANGE 7

일자 다리 만들기

일자 다리는 균형 잡힌 골반에서 만들어지는 반면 휜 다리는 틀어진 골반에서 비롯된다. 휜 다리인 사람은 엉덩이가 처지고 허벅지 옆 고관절도 툭 튀어나와 있다. 반면 일자 다리인 사람은 탄력 있는 엉덩이와 허벅지 라인을 갖고 있다.

다리가 휘면 보기에 안 좋을 뿐 아니라 건강에도 좋지 않다. 10~30대는 단순히 다리 모양이 보기 싫다고 생각하지만 50대 이후에는 목과 어깨, 허리 통증은 물론 무릎 관절염으로 지독하게 고생하게 된다. 다리가 휘어지면 무릎 관절에 체중이 집중되어 연골이 손상되기 때문이다. 이뿐만 아니라 골반 내 생식기관의 기능도 저하되어 생리통과 자궁 질환, 난임 등을 겪기도 한다.

다리 모양은 70%가 후천적 요인이라는 말이 있다. 잘못된 자세로 골반과 허벅지, 무릎, 정강이, 발 관절의 형태가 변형이 되면서 다리가 휘기 때문이다. 다리 꼬기, 양반다리 등 잘못된 앉는 자세로 골반과 고관절이 틀어지고 연결된 무릎의 중심축이 흔들리면서 휜 다리 증상이 나타난다. 특히 여성은 뼈와 근육이 남성보다 약해 잘못된 자세로 인해 휜 다리를 갖는 경우가 많다. 그러나 바른 자세를 유지한다면 휜 다리는 점점 곧아지고 종아리 알은 풀릴 것이다.

PART2에서 소개한 골반, 척추, 갈비뼈 3key를 생각하며 골반을 곧게 세워 앉는 연습만 꾸준히 해도 다리 모양은 변한다. 여기에 Change7에서 소개하는 동작을 병행하면 스커트와 스키니진을 마음껏 입을 수 있을 것이다.

 **STEP 1** 울퉁불퉁 허벅지살 정리하기

곧게 뻗은 일자 다리를 만들기 위해서는 고관절 안쪽과 허벅지 안쪽 근육인 내전근의 강화가 필요하다. 필라테스 소프트볼이나 필라테스 써클 또는 쿠션을 이용해서 허벅지 안쪽 근육을 조이는 연습을 해보자.

1 바닥에 앉아 벽에 기대 골반의 균형을 잡고 상체를 세운다. 무릎을 세운 뒤 발은 어깨너비로 벌린다.

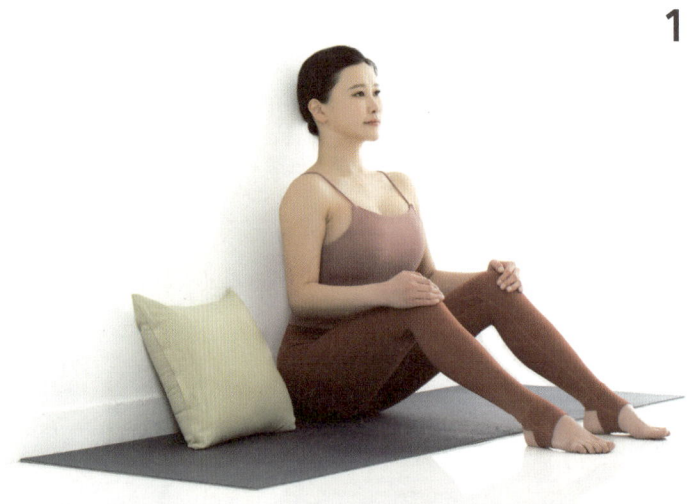

2 허벅지 안쪽에 쿠션을 끼운 뒤 마시는 숨에 등을 곧게 편다.

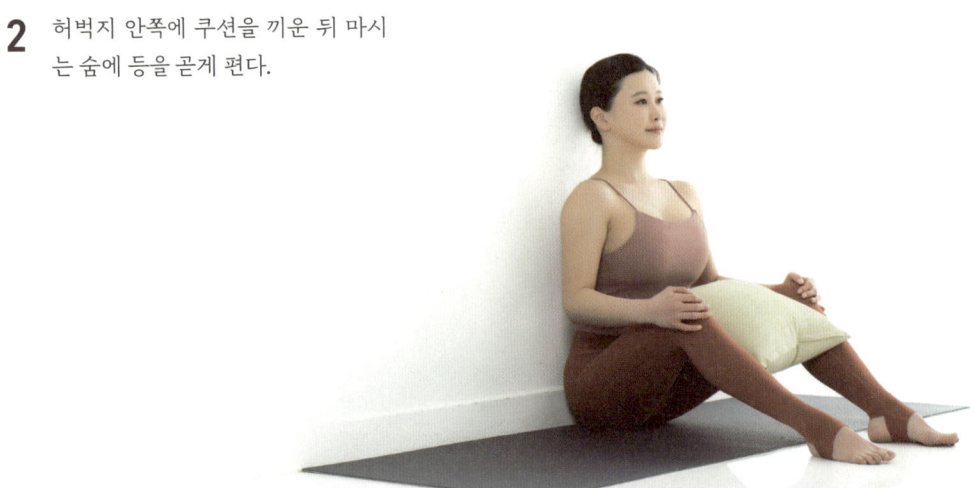

3 내쉬는 숨에 쿠션을 조인다. 이때 몸을 고정한 채 허벅지 안쪽에 힘을 준다. 20회씩 3세트 반복한다.

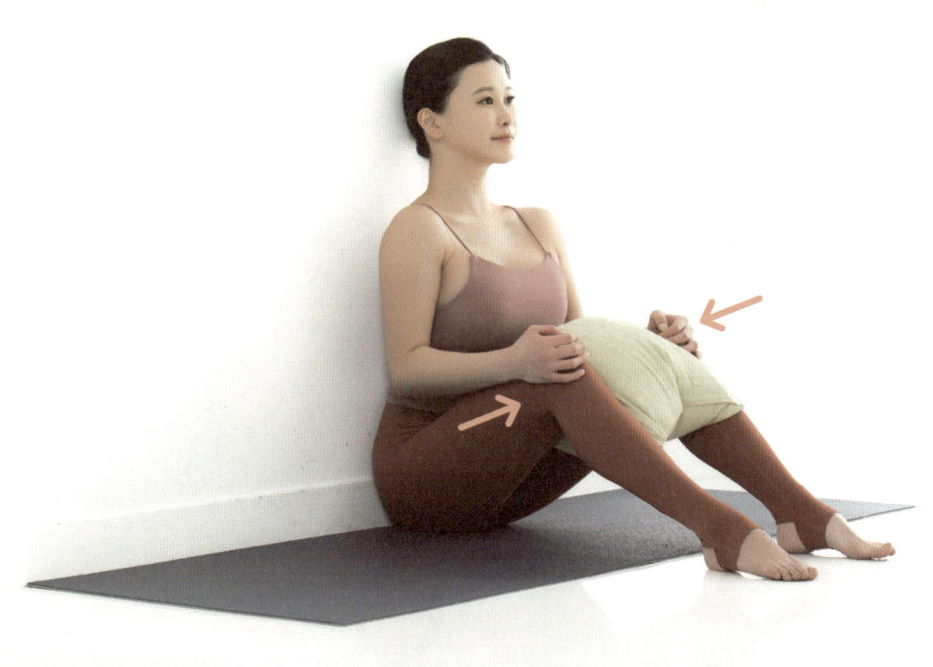

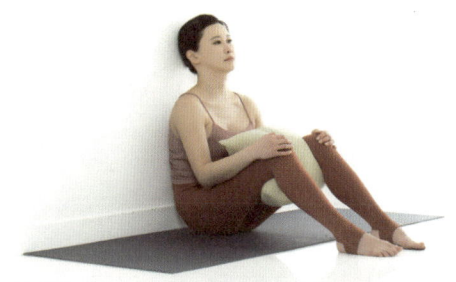

NG
골반이 눕고 등과 허리가 굽지 않도록 주의한다.

 # 볼륨 엉덩이 만들기

다리가 휘지 않기 위해서는 골반과 다리를 연결해주는 뒤쪽 근육인 엉덩이 근육이 강화되어야 한다. 고무 밴드나 스타킹을 이용해서 섬세하게 엉덩이 근육을 움직여보자.

1 바닥에 앉아 벽에 기대 골반의 균형을 잡고 상체를 세운다. 무릎을 세운 뒤 발은 골반너비로 벌린다.

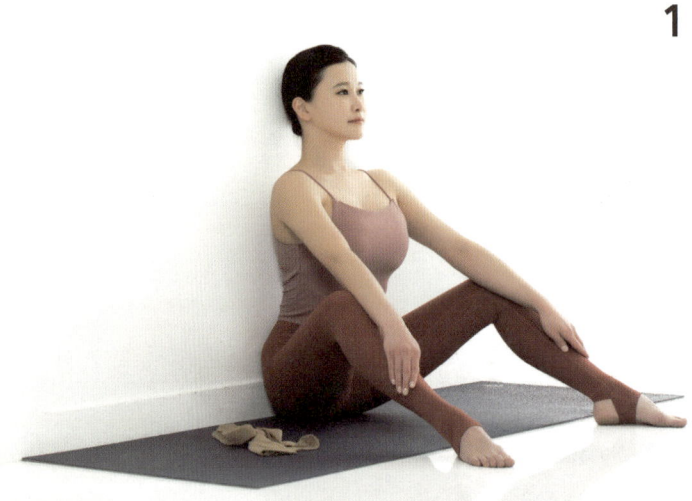

2 허벅지 바깥쪽에 스타킹을 묶은 뒤 마시는 숨에 등을 곧게 편다.

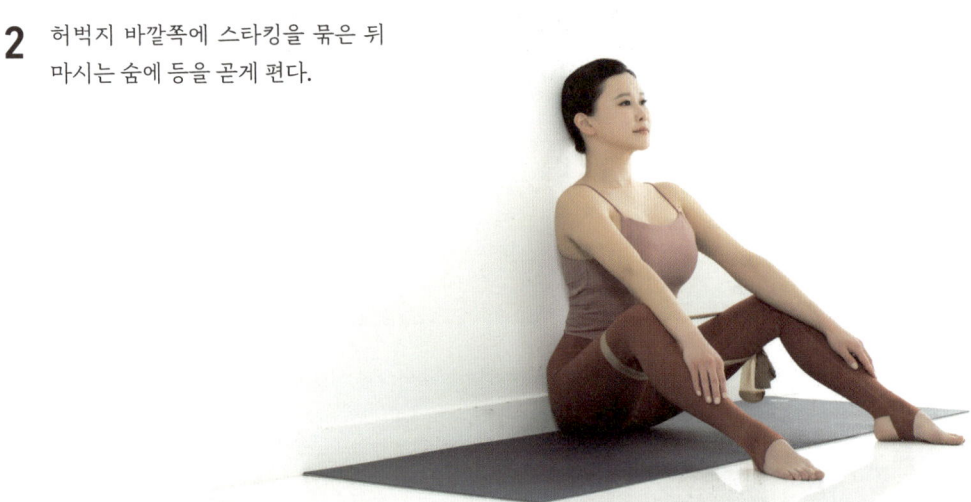

POINT 골반과 척추가 무너지면 엉덩이 근육에 힘이 들어가지 않는다. 밴드를 조금만 늘이더라도 몸을 바로 세워 엉덩이 근육의 힘에 집중한다.

3 내쉬는 숨에 다리를 벌려 밴드를 늘인다. 이때 몸을 고정한 채 엉덩이에 힘을 준다. 20회씩 3세트 반복한다.

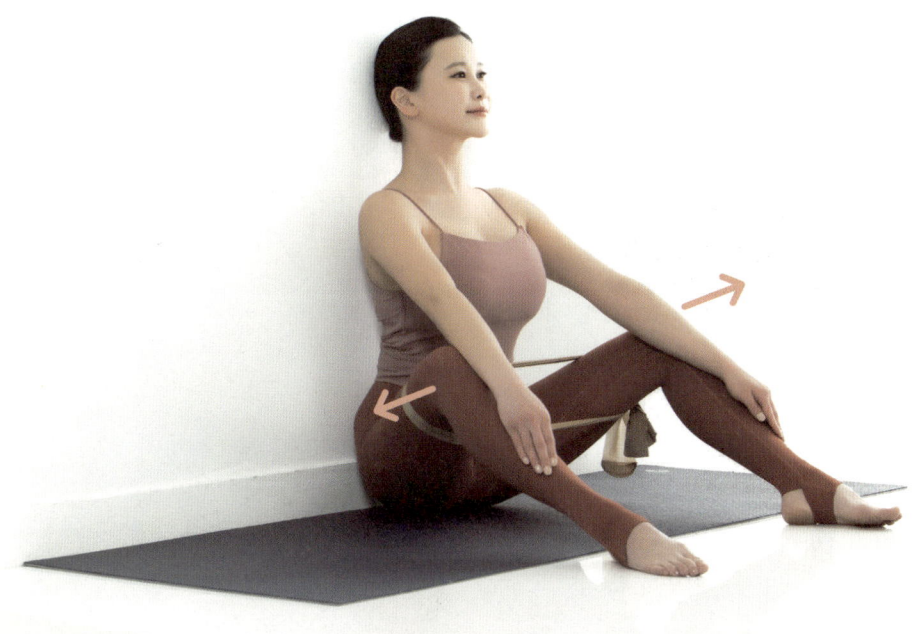

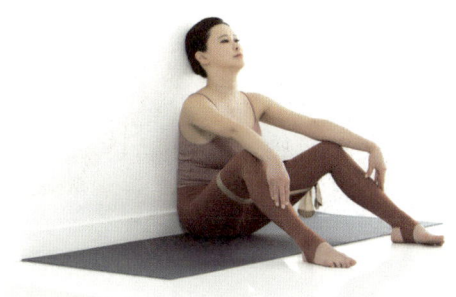

NG 골반이 눕고 등과 허리가 굽지 않도록 주의한다.

종아리 알 빼기

종아리 근육은 코어의 힘이 약해지고 몸의 불균형이 심할수록 발달한다. 발목 운동을 꾸준히 한다면 종아리 근육이 눈에 띄게 사라지고 허벅지 안쪽 근육이 강화될 것이다. 필라테스 소프트볼이나 필라테스 써클 또는 쿠션을 이용해서 허벅지 안쪽 근육을 강화하는 연습을 해보자.

1 바닥에 앉아 벽에 기대 골반의 균형을 잡고 상체를 세운다. 무릎을 세운 뒤 발은 골반너비로 벌린다. 이때 발은 11자로 놓고 양발날을 바닥에 댄다. 허벅지 안쪽에 쿠션을 끼운 뒤 마시는 숨에 등을 곧게 편다.

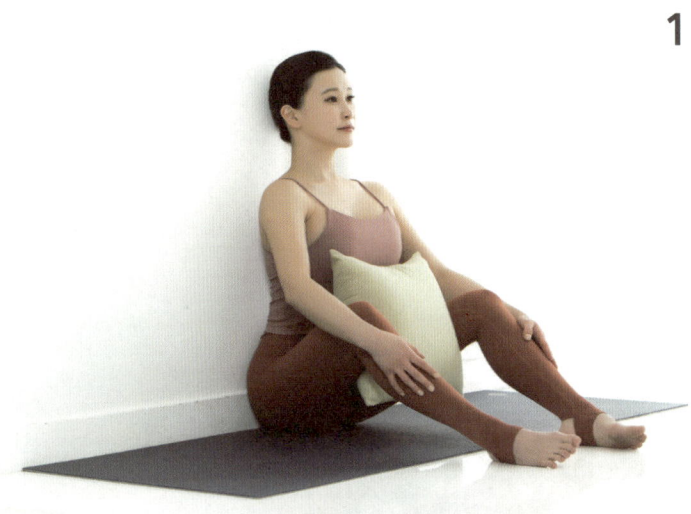

2 내쉬는 숨에 허벅지로 쿠션을 조인다. 쿠션을 조인 상태로 양발날을 바닥에 대고 뒤꿈치 안쪽을 지긋이 밟아준다.

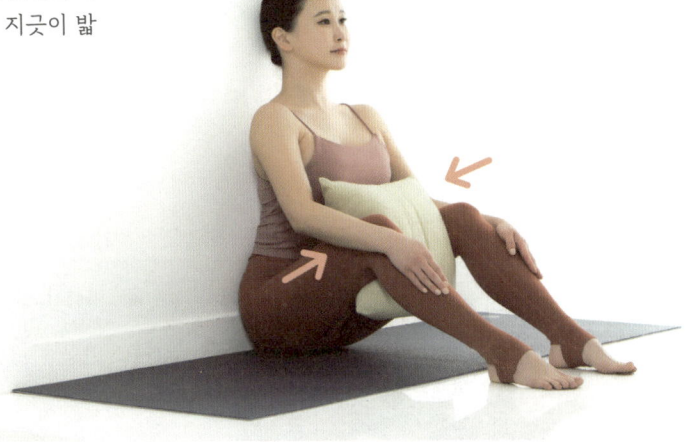

POINT 허벅지 안쪽 근육인 내전근이 약하면 양발날을 바닥에 댄 상태에서 뒤꿈치 안쪽으로 바닥을 누르는 동작이 어려울 수 있다. 그러나 동작을 반복할수록 뒤꿈치 안쪽으로 바닥을 누르게 되면서 종아리 알이 빠질 것이다.

3 안쪽 뒤꿈치를 밟은 상태로 발등을 들어 올린다. 마시는 숨에 허벅지 안쪽 힘과 발목의 힘을 완전히 뺀다. 20회 반복한다.

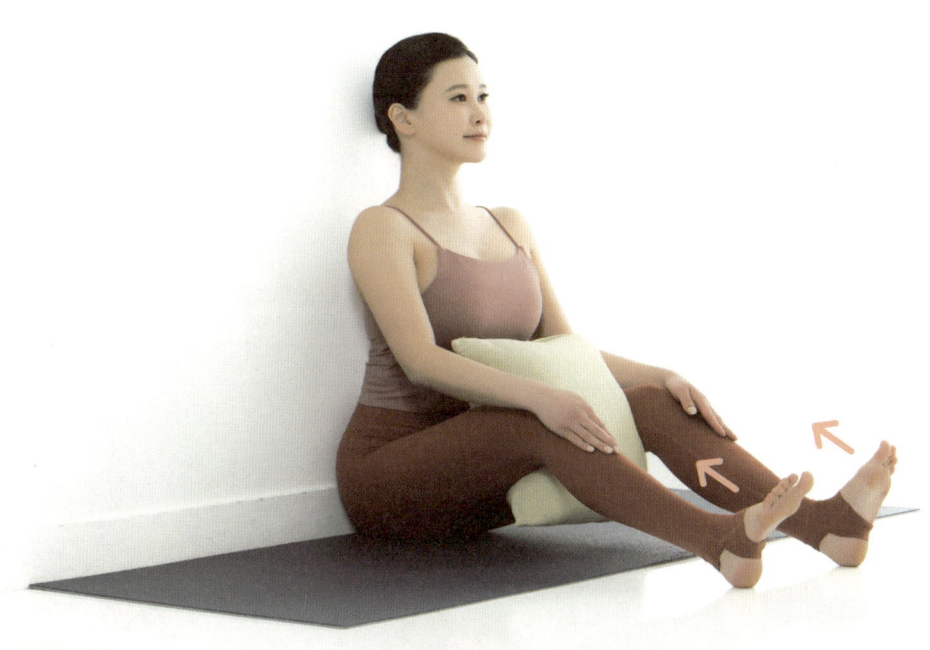

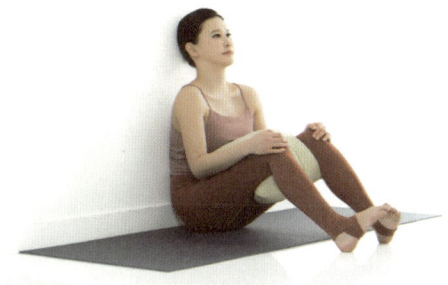

NG
발뒤꿈치를 과하게 누르지 않고 발목이 꺾이지 않는다. 발등을 들어 올릴 때 종아리에 힘이 들어가지 않도록 주의한다.

무다리에서 학다리 발목 만들기

발을 스트레칭해서 유연하게 만들지 않으면 발목과 종아리, 다리의 부종은 절대 빠질 수 없다. 발 근육과 인대를 강화시켜 가늘고 긴 발목과 다리 라인을 만들어보자.

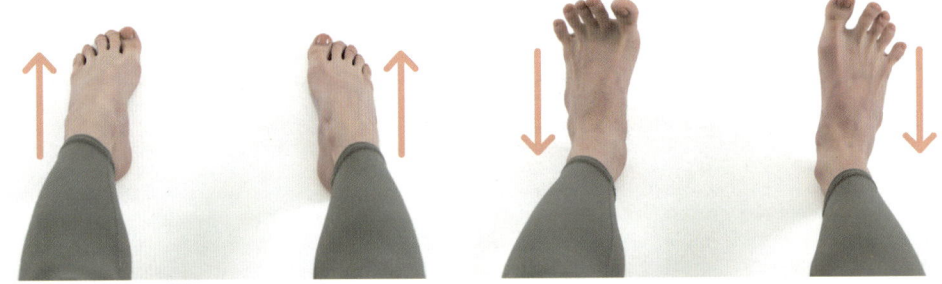

1 발등이 평평해지도록 발끝을 최대한 쭉 뻗는다. 발끝을 몸쪽으로 힘껏 당긴다. 20회 반복한다.

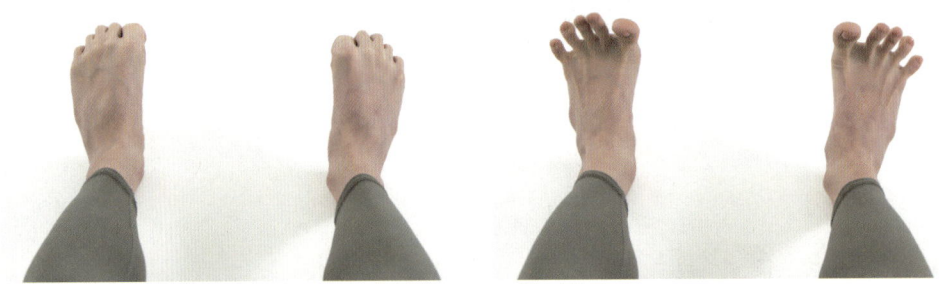

2 주먹을 쥐듯이 발가락을 오므린다. 발가락을 위로 쭉 편다. 20회 반복한다.

발가락과 발등, 발바닥, 발목을 각각 섬세하게 움직인다.

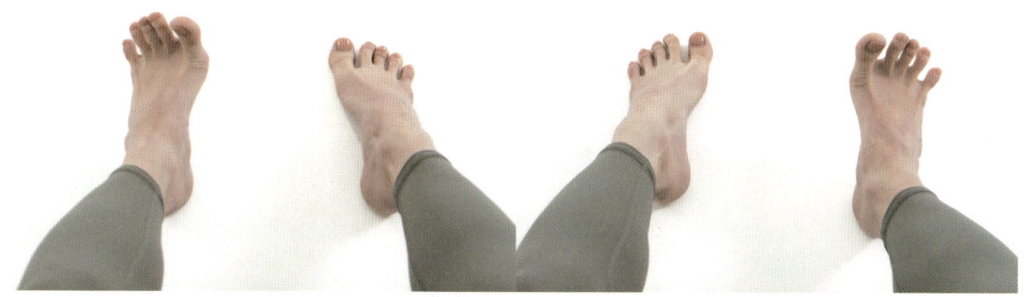

3 발가락 사이를 최대한 벌린다. 피아노를 치듯이 하나씩 움직인다. 20회 반복한다.

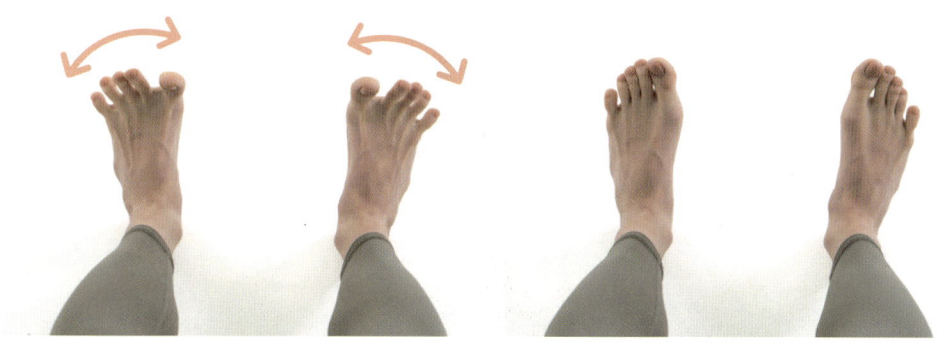

4 발등을 들어 올리고 발가락 사이사이를 부채처럼 펼친다. 20회 반복한다.

벌어진 허벅지 사이 붙이기

발레의 기본 동작이다. 다리의 안쪽 근육을 강화시켜서 다리가 휘어지는 것을 방지하며 가늘고 곧은 다리로 만들어준다. 다리의 안쪽 근육보다 바깥쪽 근육이 비대해져 허벅지 사이가 벌어진 사람에게 추천하는 동작이다.

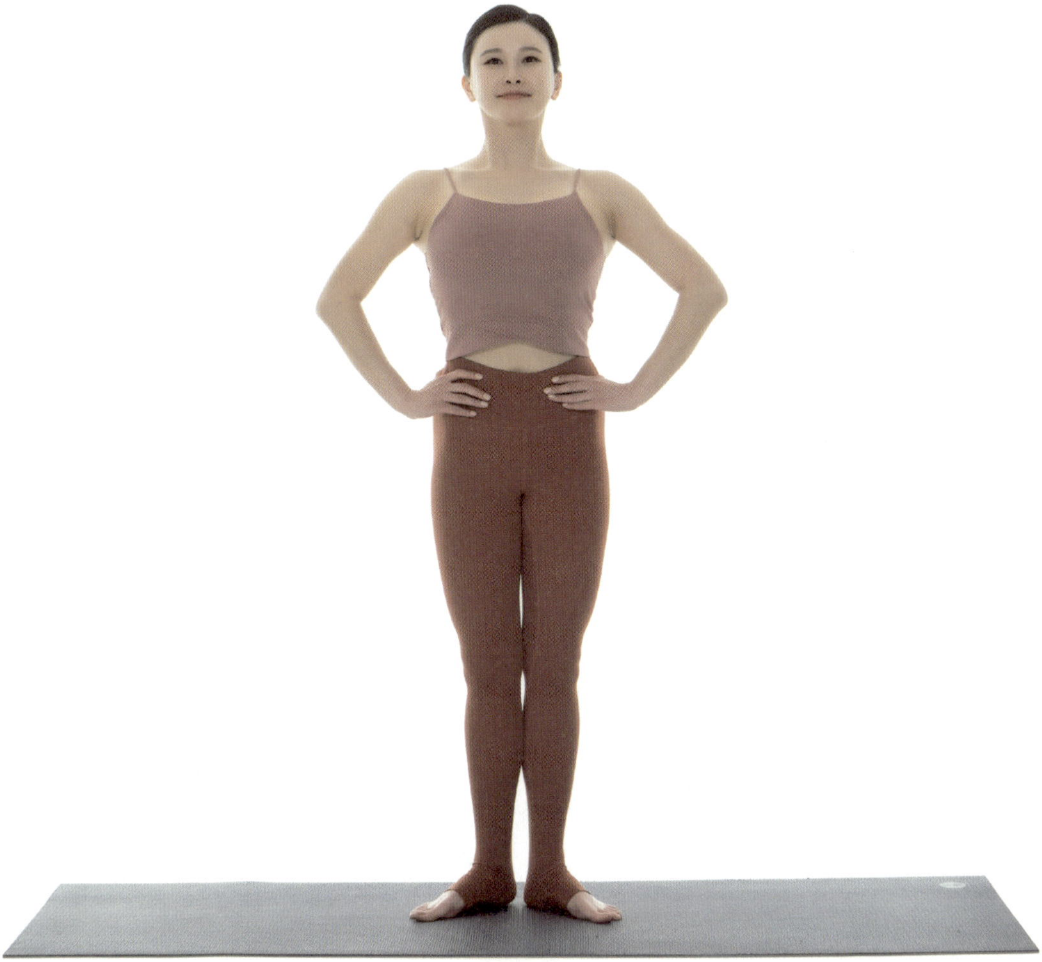

1 양발을 모으고 서서 양손을 골반 위에 올린다. 양발끝이 바깥쪽을 향하도록 한다.

POINT 동작이 어렵다면 벽에 기대서 진행하거나 양발을 어깨너비 정도로 넓게 벌린다.

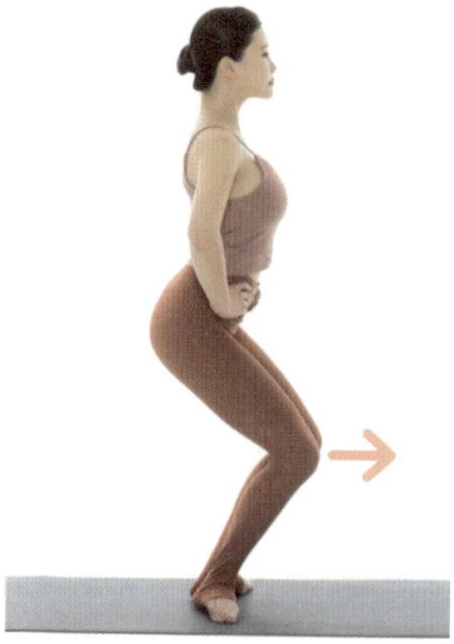

NG
발목이 앞쪽으로 치우치지 않는다. 옆에서 보았을 때 허리가 꺾이고 엉덩이가 뒤로 빠지지 않도록 한다.

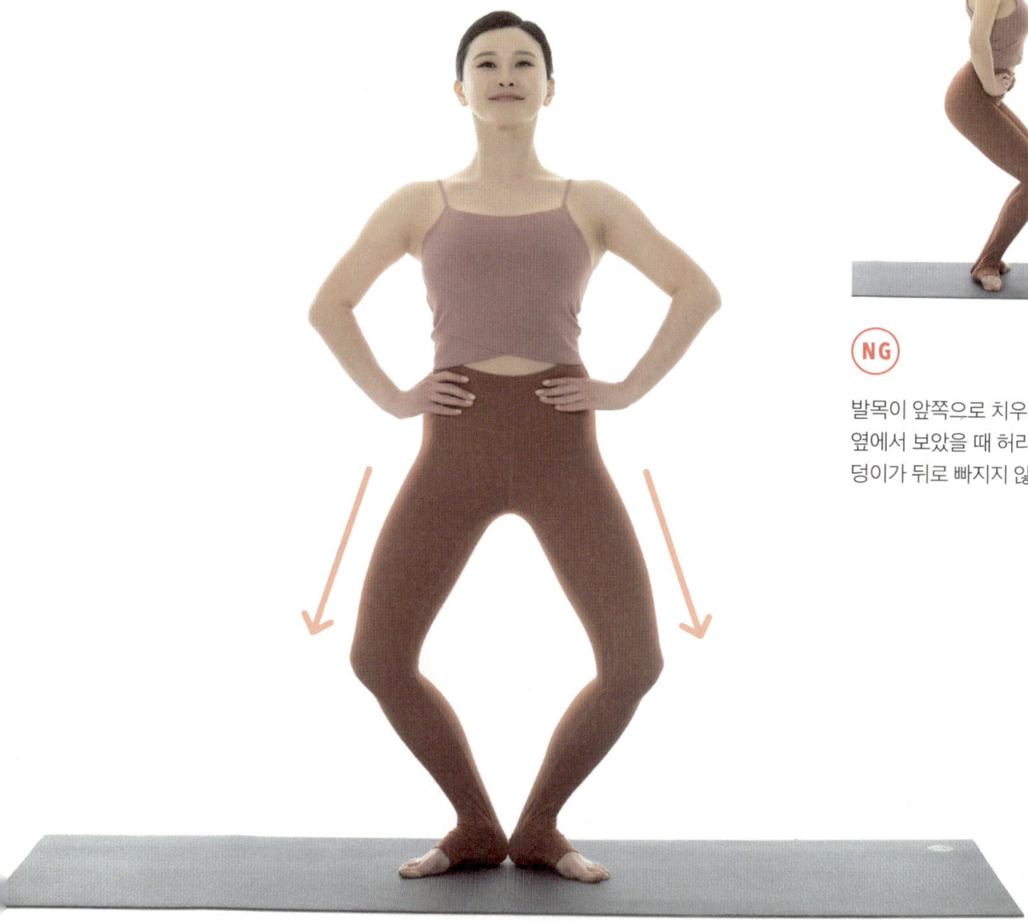

2 내쉬는 숨에 골반을 고정한 채 무릎을 굽혀 무릎이 발끝을 향하도록 내려간다. 마시는 숨에 엉덩이와 허벅지 안쪽을 조이는 힘으로 천천히 올라오며 **1**번 동작으로 돌아온다. 20회 반복한다.

STEP 6 휜 다리 곧게 펴기

다리를 모으고 상체를 움직이는 동작으로 허벅지 안쪽 근육을 강화시켜 O다리를 교정해준다. 이 동작은 보기와는 다르게 전신 근육을 사용해 힘들지만 일자 다리를 만들 수 있을 뿐 아니라 전체적인 보디 라인까지 만들어준다.

1 양발을 모으고 서서 양팔로 반대쪽 팔꿈치를 잡아 어깨 높이로 올린다. 내쉬는 숨에 등을 곧게 펴고 상체를 숙인다. 이때 꼬리뼈가 천장을 향하고 엉덩이 바로 위쪽 허리가 쏙 들어간다.

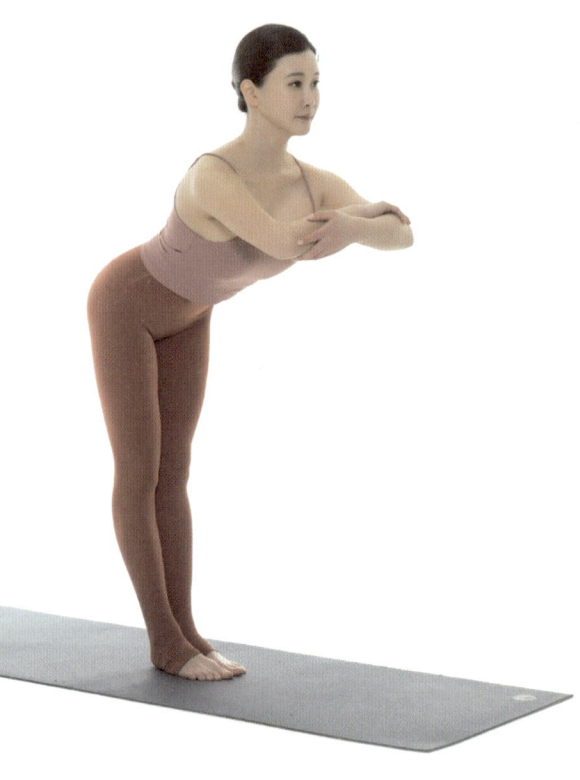

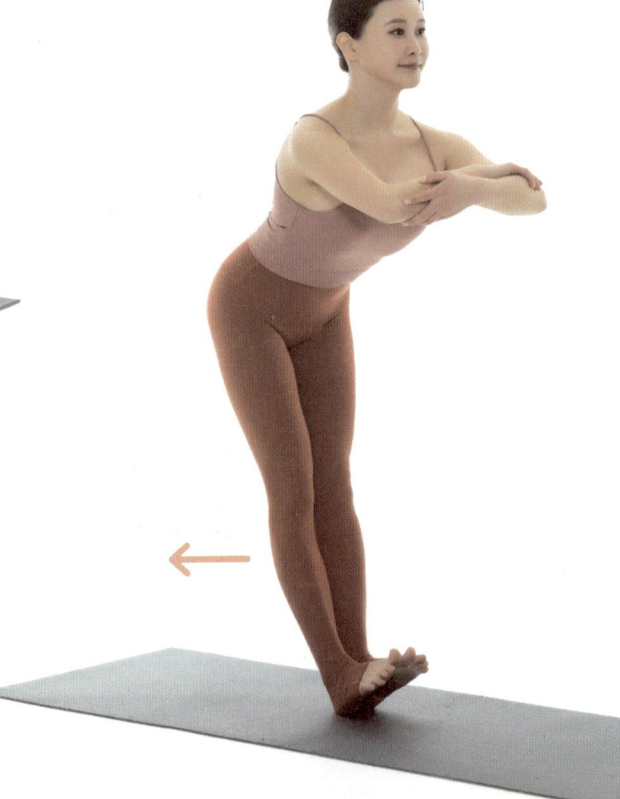

2 마시는 숨에 바닥에서 양발가락을 떼어 무게 중심을 뒤꿈치 쪽으로 보낸다. 이때 몸의 중심을 잡기 어렵다면 상체를 너무 숙이지 않는다.

POINT 허벅지 안쪽을 조이고 등을 곧게 펴는 데 집중한다.

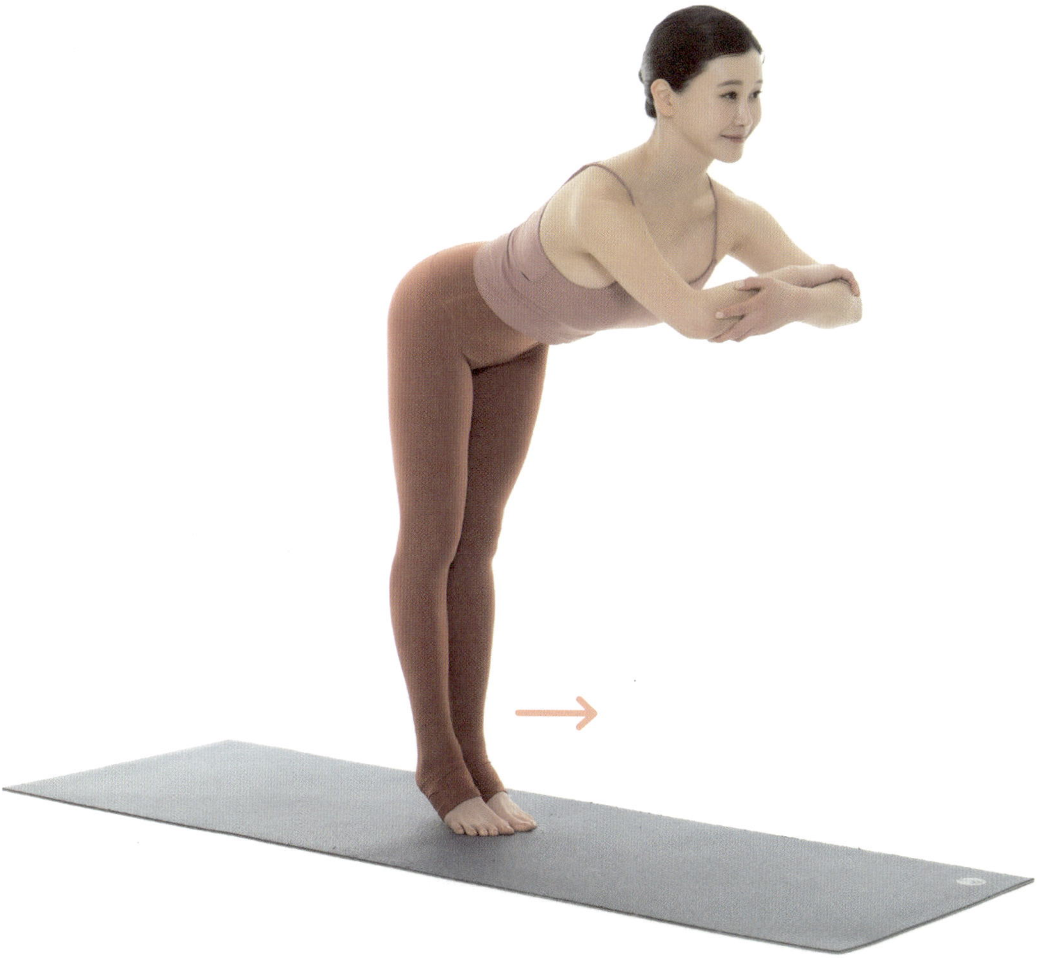

3 내쉬는 숨에 바닥에서 뒤꿈치를 떼어 무게 중심을 발가락 쪽으로 보낸다. 이때 발바닥과 발가락이 넓게 퍼져 있다. 20회씩 3세트 반복한다.

내 몸을 망치는 나쁜 습관을 바로잡는
슬기로운 바른생활 프로젝트

SPECIAL PAGE

이 파트에서는 우리 몸을 좀 더 쓸모 있는 몸으로 만들 수 있는 비법을 소개한다. 우리는 평소에 몸을 망치고 있다. 갑자기 등이 결리거나 승모근이 뭉쳐 목을 못 움직였던 적이 있을 것이다. 양치질을 하다가 어처구니가 없게도 담에 걸리고 딱히 운동을 한 것도 아닌데 자고 일어나니 승모근이 솟아오르고 아픈 것처럼 말이다. 오늘 하루를 잘 살펴보며 원인을 찾아 개선하여 통증에서 벗어나보자.

뱃살과 옆구리 살이 바지 밖으로 삐져나와요

오래 앉아있다 보면 엉덩이를 점점 앞으로 밀면서 거의 의자에 누워있는 모습이 된다. 이런 자세가 지속되면 골반과 척추의 균형이 무너지고 오장육부가 꼬이게 되면서 온몸의 순환이 원활하지 못하게 된다. 허리 디스크와 거북목, 이중턱과 같은 통증을 유발할 뿐만 아니라 뱃살과 등, 목, 얼굴에 부종이 생기고 살이 찐다. 그러니 엉덩이뼈가 바닥에 닿도록 수직으로 세워서 앉고 등을 곧게 펴도록 하자.

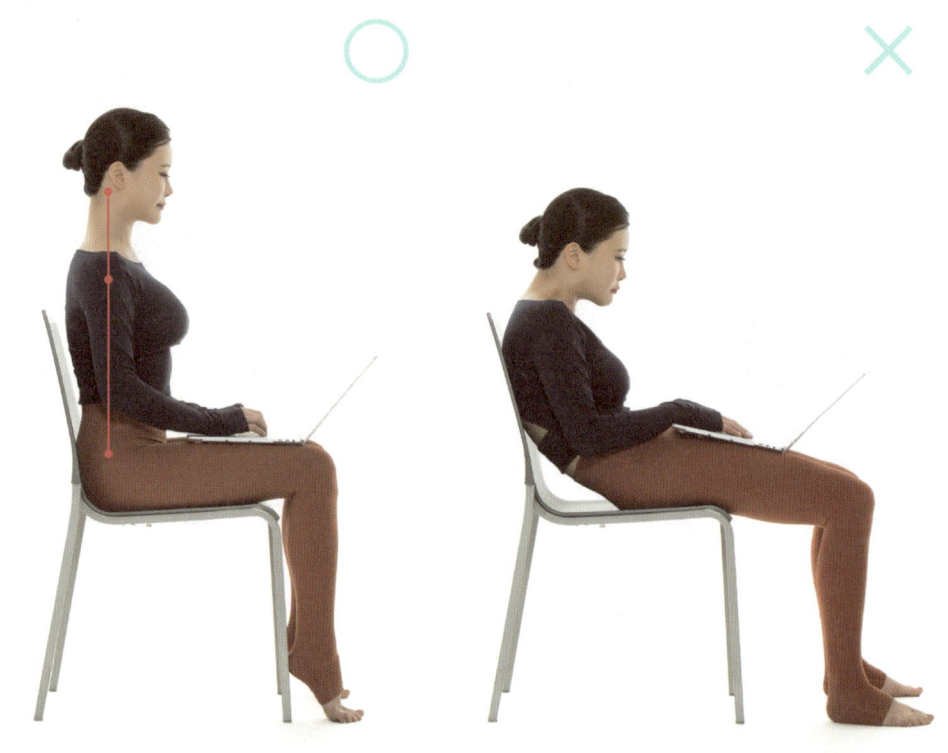

바른 자세   바르지 않은 자세

승모근이 뭉쳐 몸이 두꺼워 보여요

오늘 아침 출근 준비 중, 분노의 머리감기와 분노의 양치질을 하진 않았는가? 승모근이 괜히 커지고 뭉쳐서 아픈 것이 아니다. 통증은 사소한 움직임에서 비롯된다. 머리를 감고 양치질을 할 때 최대한 팔을 움직여서 팔 근육을 사용하라. 어깨를 들썩거리면서 승모근을 키우지 말고 어깨와 승모근에는 최대한 힘을 빼고 움직이자.

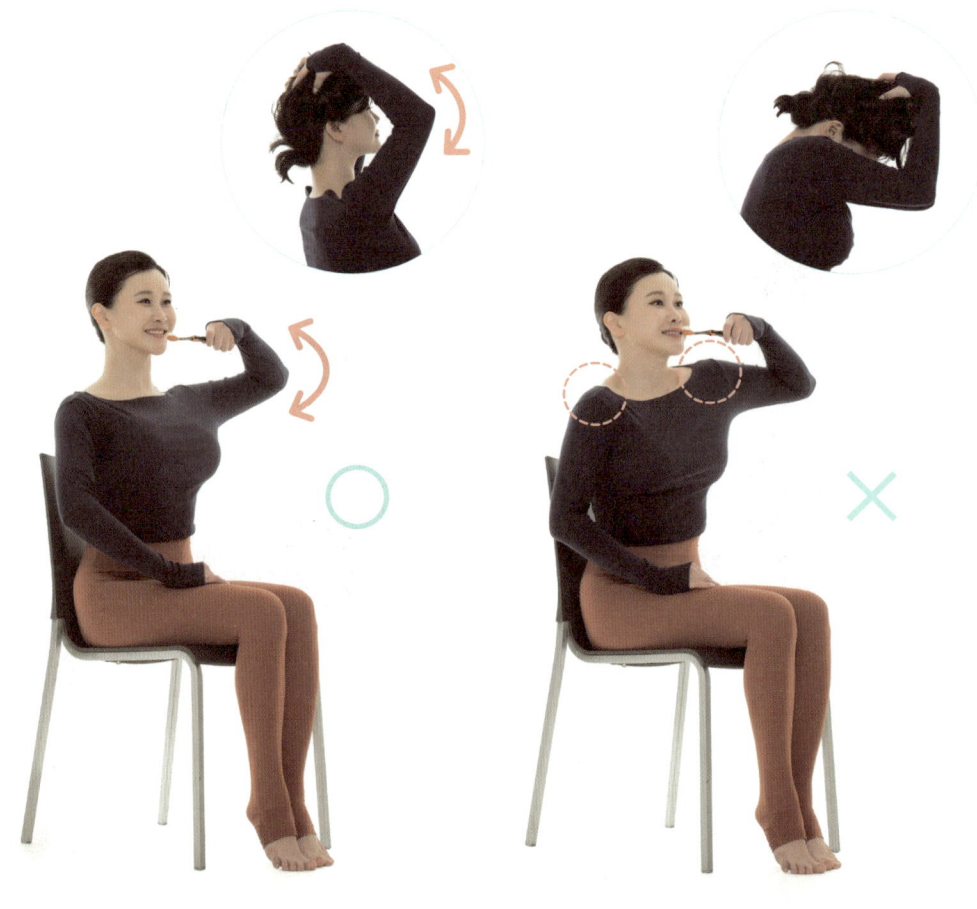

바른 자세 　　　　　 바르지 않은 자세

등이 굽어서 몸이 두꺼워 보여요

우리는 스마트폰을 많이 사용할 수밖에 없는 시대에 살고 있다. 스마트폰을 보려고 고개를 아래로 15도 숙이면 목에는 25~30kg 무게가 실린다. 그 무게 때문에 목과 어깨, 등이 오그라든다. 이 상태에서 근육이 무게를 견디기 위해 계속 긴장하고, 긴장 상태가 지속되어 굳어지면 체형은 점점 무너진다. 지금부터라도 스마트폰을 들어 시선 높이에 두고 굽은 등과 목을 편 자세로 사용해보자.

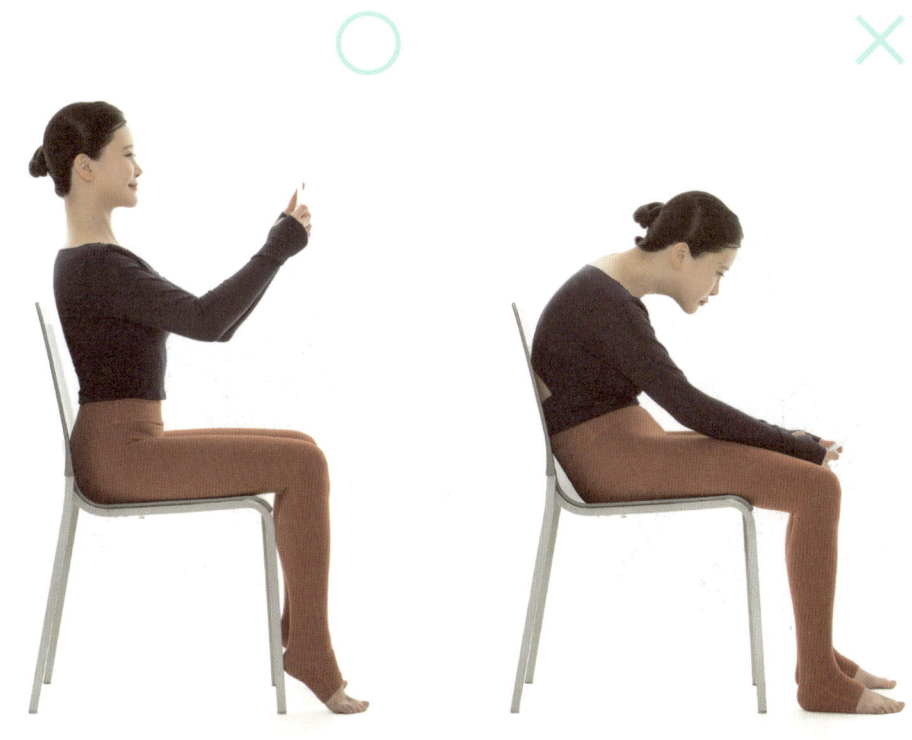

바른 자세   바르지 않은 자세

허리를 삐끗했어요

바닥에서 물건을 들 때, 상체만 숙여서 허리를 삐끗하고 다치는 사례가 많다. 허리를 숙여 물건을 들어 올리면 디스크에 엄청난 무리가 가기 때문이다. 허리를 숙이지 않고 바르게 편 상태를 유지하고 무릎을 굽혀 앉은 뒤 허벅지의 힘으로 들어 올려야 한다.

역도 선수들이 무게를 드는 자세를 보라. 허리와 등이 아닌 무릎과 엉덩이에 체중을 실어서 허리가 안으로 쏙 들어간 요추 전만의 자세로 역기를 든다. 무릎과 엉덩이를 사용하면 무게가 분산되는 효과가 있기 때문이다.

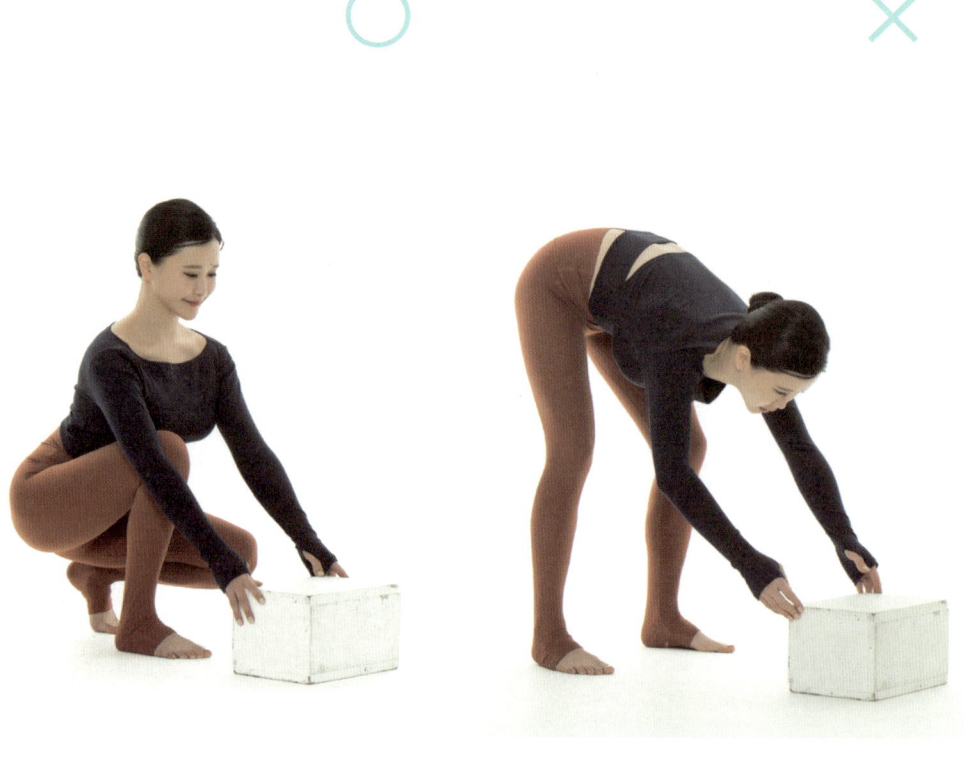

바른 자세   바르지 않은 자세

다리 길이가 달라요

서있을 때나 앉아있을 때 한쪽 다리나 한쪽 엉덩이에 체중을 싣고 있는 사람들이 많다. 무게가 한쪽으로만 치우치면 몸의 중심인 골반이 점점 뒤틀리고 좌우 대칭을 잃게 된다. 그렇게 다리가 짝짝이가 되고, 안면 비대칭이 오며, 어깨 높이가 달라진다. 앉아있을 때는 양쪽 엉덩이에 체중을 싣고, 서있을 때도 양쪽 다리에 체중을 싣자. 습관화하면 자연스럽게 몸의 균형을 찾게 될 것이다.

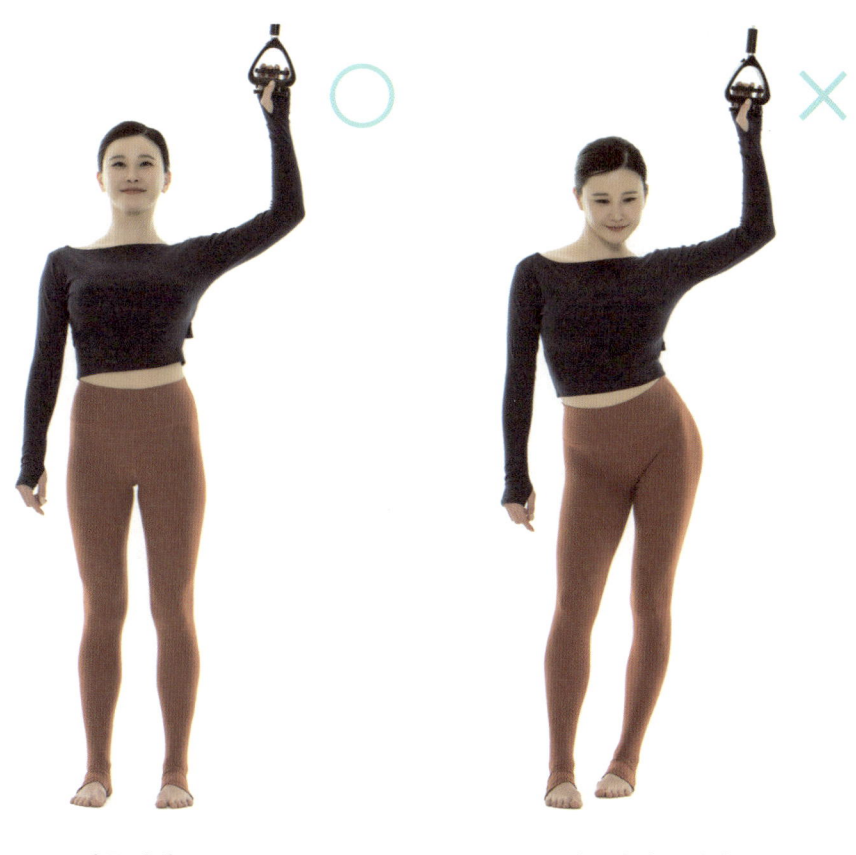

바른 자세   바르지 않은 자세

나는 앉아서 다이어트한다

펴낸날 초판 1쇄 2020년 6월 1일 | 초판 2쇄 2020년 7월 10일

지은이 박서영

펴낸이 임호준
본부장 김소중
책임 편집 현유민 | **편집** 박햇님 김유진 고영아 이상미
디자인 김효숙 정윤경 | **마케팅** 정영주 길보민
경영지원 나은혜 박석호 | **IT 운영팀** 표형원 이용직 김준홍 권지선

사진 한정수(Studio etc 02-3442-1907)
인쇄 (주)웰컴피앤피

펴낸곳 비타북스 | **발행처** (주)헬스조선 | **출판등록** 제2-4324호 2006년 1월 12일
주소 서울특별시 중구 세종대로 21길 30 | **전화** (02) 724-7689 | **팩스** (02) 722-9339
포스트 post.naver.com/vita_books | **블로그** blog.naver.com/vita_books | **인스타그램** @vitabooks_official

ⓒ 박서영, 2020

이 책은 저작권법에 따라 보호를 받는 저작물이므로 무단 전재와 무단 복제를 금지하며,
이 책 내용의 전부 또는 일부를 이용하려면 반드시 저작권자와 (주)헬스조선의 서면 동의를 받아야 합니다.
책값은 뒤표지에 있습니다. 잘못된 책은 바꾸어 드립니다.

ISBN 979-11-5846-331-1   13510

- 이 도서의 국립중앙도서관 출판예정도서목록(CIP)은 서지정보유통지원시스템 홈페이지(http://seoji.nl.go.kr)와
  국가자료공동목록시스템(http://www.nl.go.kr/kolisnet)에서 이용하실 수 있습니다. (CIP제어번호: CIP2020019784)

- 비타북스는 독자 여러분의 책에 대한 아이디어와 원고 투고를 기다리고 있습니다.
  책 출간을 원하시는 분은 이메일 vbook@chosun.com으로 간단한 개요와 취지, 연락처 등을 보내주세요.

비타북스는 건강한 몸과 아름다운 삶을 생각하는 (주)헬스조선의 출판 브랜드입니다.